Hartmut Schröder | Marlen Schröder | Elisabeth Grunwald

Der Valebo-Effekt

Hartmut Schröder
Marlen Schröder
Elisabeth Grunwald

Der **Valebo**-Effekt

Warum wir zu Experten
unserer eigenen Gesundheit werden sollten

Selbstfürsorge und Selbstheilung

crotona

Deutsche Ausgabe:
1. Auflage 2023

www.crotona.de

Lektorat: Annerose Sieck
Umschlaggestaltung: Annette Wagner

Druck: CPI • Birkach

ISBN 978-3-86191-249-1

Inhalt

Geleitwort: Zeitenwende im Gesundheitswesen!

Der Diskurs ist eröffnet. Kann das *Cura-Wesen* die Leiden des Gesundheitswesens heilen? Wohin entwickeln wir die Gesundheitswirtschaft: zum Gold des Geldes oder zur Sonne der Menschlichkeit? Alle Akteurinnen und Akteure im gegenwärtigen Gesundheitswesen wissen, dass wir vor gravierenden Veränderungen stehen. So wie bisher kann es nicht weitergehen, eine Zeitenwende ist im Gange. Ich bin den Autoren für ihre wichtigen Beiträge dankbar. Ihre Vision entwirft eine heilsame Perspektive, und wir sollten nun gemeinsam daran weiterarbeiten. Ärztinnen und Ärzte – was für diese Berufsgruppe gilt, gilt auch für alle Menschen, die medizinische, pflegerische, pädagogische oder soziale Berufe ausfüllen – stehen im Dienst der Gesundheit des einzelnen Menschen und der ganzen Bevölkerung. So definiert die ärztliche Berufsordnung die Aufgabe. Was dient der Gesundheit der Bevölkerung?

Dienen heißt nicht herrschen, dienen meint sorgen, pflegen, hegen, beleben und beseelen. Die Gesundheit der menschlichen Gemeinschaften wird durch ein soziales Bindegewebe sichergestellt, das die Verbindung zu den Mitmenschen und zur Natur über die selbstsüchtigen oder geldgierigen Interessen stellt. Die damit verknüpfte Wertvorstellung beschreibt Albert Einstein in einer Diskussion, über die der Psychoanalytiker und Beziehungsmediziner Horst-Eberhard Richter berichtet, nicht relativ, sondern präzise und exakt: »So sehe ich für den Menschen die einzige Chance darin, dass er zwei Einsichten endlich beherzigt, dass sein Schicksal mit dem der Mitmenschen in allen Teilen der Erde unlösbar verbunden ist, und dass er zur Natur und diese nicht ihm gehört.«[1]

1 Richter, H. E. (1997): Als Einstein nicht mehr weiterwusste – Ein himmlischer Krisengipfel, ECON Verlag, Düsseldorf, München, S. 252.

Horst-Eberhard Richter analysierte die moderne westliche Zivilisation mit ihren psychosozialen Störungen als kollektives Krankheitssymptom. Die egozentrischen Macht- und Beherrschungsansprüche von Menschen über die Natur und die Mitmenschen nennt er »Gotteskomplex«, die Krankheit, nicht mehr leiden zu können.[2] Der moderne Kapitalismus habe das soziale Verantwortungsgefühl zerstört, und die Überwindung des Gotteskomplexes würde zur Überlebensfrage der modernen Gesellschaft und des Menschen. Wieder lernen mitzufühlen, mitzuleiden oder demütig sein zu können, wäre die gesundheitsfördernde Perspektive, eine Kultur der Cura also. Mit dem »Valebo-Effekt« schenkt uns die lebendige Natur ein therapeutisches Agens, das uns befähigt, die Selbstwirksamkeit und das Selbstheilungspotenzial der Menschen zu befreien und heilsam zu nutzen.

Ich selbst versuchte diese ärztliche Haltung von Demut und Bescheidenheit zum Gesundheitstag 1981 in Worte zu fassen: »Wir weigern uns, Gesundheit als Ziel zu definieren, das von uns stellvertretend für andere gesetzt wird. Es gibt viele Arten von Wohlbefinden, wie Formen von Schönheit oder Glück; genauso gibt es viele Wege zur Gesundheit und verschiedene Formen des Widerstandes gegen deren Bedrohung. Wir finden unseren Weg in unserem Alltag: Wir überwinden die Grenzen oder die Konkurrenz zwischen den Berufsgruppen und die Entfernung zwischen Experten und Laien. Wir lernen voneinander und helfen uns gegenseitig.«[3]

Die Ottawa-Charta der Weltgesundheitsorganisation (WHO) hat 1986 dieses Denken und Wollen in ein gesundheitspolitisches Programm gegossen: »Gesundheitsförderung zielt auf einen Prozess, allen Menschen ein höheres Maß an Selbstbestimmung über ihre Gesundheit zu ermöglichen und sie damit zur Stärkung ihrer Gesundheit zu befähigen.« Und die weiter formulierte Erkenntnis atmet professionelle Demut: »Gesundheit wird von Menschen in ih-

---

2 Richter, H. E. (2012): Der Gotteskomplex – Die Geburt und die Krise des Glaubens an die Allmacht des Menschen, Psychosozial-Verlag, Gießen.

3 Gesundheitstag Hamburg (1981): Vorwort der Veranstalter im Programmheft.

rer alltäglichen Umwelt geschaffen und gelebt: dort, wo sie spielen, lernen, arbeiten und lieben. Gesundheit entsteht dadurch, dass man sich um sich selbst und für andere sorgt, dass man in die Lage versetzt ist, selbst Entscheidungen zu fällen und eine Kontrolle über die eigenen Lebensumstände auszuüben, sowie dadurch, dass die Gesellschaft, in der man lebt, Bedingungen herstellt, die all ihren Bürgern Gesundheit ermöglichen. Füreinander Sorge zu tragen, Ganzheitlichkeit und ökologisches Denken sind Kernelemente bei der Entwicklung von Strategien zur Gesundheitsförderung.«[4] Die Gesundheitsbewegung und ihre Gesundheitstage 1980 in Berlin und 1981 in Hamburg konzipierten ebenso wie die Ottawa-Charta 1986 eine kulturelle Neuorientierung, eben eine Cura-Botschaft, die sich für Vertrauen und Gemeinschaftlichkeit stark macht.

Die Menschen vertrauen oft noch dem von ihnen ausgewählten Arzt. Gegenüber dem Gesundheitssystem, dem medizinisch-industriellen Komplex, Gesundheitspolitikern und Ärztefunktionären jedoch herrscht Misstrauen. Die Patienten fürchten, dass sie selbst nicht mehr gesehen und ihre Krankheit wie ihre Gesundheitsbedürfnisse den Geldinteressen der Anbieter untergeordnet werden. Die Medizin ist zur Ware verkommen und Krankheit zum Geschäft. Die Verzweckung des Geldes und Geld als Maßstab für Erfolg und Bedeutung zerstören die Beziehungen im Gesundheitswesen.

Die monetären Anreizsysteme machen es lukrativ, wenn möglichst viele Patienten durchgeschleust und dabei auch möglichst aufwendig behandelt werden. Gesprächsmedizin und Beziehungspflege werden monetär nicht belohnt. Die wirkliche ärztliche Leistung verschwindet hinter dem Terror aus Kommerz und Bürokratie. Die arbeitenden Menschen im Gesundheitswesen sind aber Lebensbegleiter, helfende Berater und für den einzelnen Patienten persönliche Wegweiser durch die Komplexität seiner Krankengeschichte und der jeweils

4 WHO (1986): Ottawa-Charta zur Gesundheitsförderung. (https://apps.who.int/iris/bitstream/handle/10665/349654/WHO-EURO-1986-4044-43803-61669-ger.pdf?sequence=1&isAllowed=y (Letzter Zugriff 3.9.2023).

möglichen Medizin. Vertrauen braucht da Zeit, fachliche Sorgfalt, heilkundliche Gewissenhaftigkeit, transparentes Nachdenken und kritische Reflexion im Dialog mit dem Patienten. Im gegenwärtigen Regime der Krankenversorgung ist genau das eher Nebensache. Abgerechnet wird die medizinische Aktion – unabhängig von ihrem Sinn.

Die helfenden Personen bezahlt die industrialisierte Gesundheitswirtschaft – wie wir alle wissen – nicht angemessen. Es regieren in der Praxis Leitlinien und technische Algorithmen. Abrechnungsmodalitäten und automatisiert ablaufende Prozessketten bestimmen dann die Handlungen. Medizinische Versorgungsaufgaben werden von Wirtschaftsunternehmen strukturiert und dirigiert. Das kapitalistische Umsatzmarketing und profitanimierte, wenig realistische Heilsversprechen bestimmen das Verhalten der Akteure. Das Wohl des Patienten wird den jeweiligen Geschäftsinteressen systemisch und systematisch untergeordnet.

Wenn im Gesundheitssystem neues Vertrauen und heilsame Kräfte wachsen sollen, sollten wir Tacheles reden und uns trauen, die vorhandenen Fragen vieler Menschen tabufrei und redlich zu stellen. Wir müssen couragiert und beherzt neue Wege zu einer menschlichen Medizin aufzeigen. Es geht dabei nicht mehr um Kontroversen oder strittige Diskurse. Es geht um Lösungen und den Mut zu einer kreativen Zerstörung der vorhandenen Strukturen, die das Humane missachten: »Cura als conditio humana« heißt der Weg, den dieses Buch aufzeigt. Es ist ein Wegweiser hin zu einer gesünderen Kultur, zu *One Health in One World*.

Das Ringen um eine menschliche Medizin zwischen Ethik und Profit steht heute im Vordergrund, und das beinhaltet auch eine neue Bewertung der Methoden, Strukturen und Institutionen des Gesundheitssystems. Die Krise der Medizin und der helfenden Kulturen ist da. Sie muss nicht mehr diskutiert werden. Das einst vorhandene Vertrauen ist zerbrochen, und seine »Reanimation« muss über die

Sorgen und Nöte der Patienten ehrlich sprechen und über Perspektiven und Lösungen streiten. Ärztefunktionäre und medizinische Wissenschaftler, die das vorhandene Gewebe von Macht, Kommerz und moralischer Verlogenheit weiter beschönigen wollen und das bestehende System nicht hinterfragen, sind mitverantwortlich für die Wut, die Ängste und die soziale Verlorenheit und Verzweiflung vieler Patienten, die sich im Stich gelassen fühlen. Zum Glück gibt es immer noch Ärzte, Schwestern und Pfleger, zahlreiche Initiativen, Organisationen und Angebote, die unter Verzicht auf materielle Pfründe ein menschliches Handeln durchhalten. Für sie alle, alle Menschen, die eine Kultur der Mitmenschlichkeit und ein Leben im Einklang mit der Natur anstreben, möge das hier vorliegende Buch Leuchtturm und Kompass zugleich sein. Ich wünsche dem Werk viele Leser und der damit verbundenen klaren Orientierung viele mutige Pionierinnen und Pioniere, die den Paradigmenwechsel im Denken und Handeln vorantreiben.

Berlin, im August 2023

Dr. med. Ellis Huber
Präsident der Ärztekammer Berlin 1987–1999
Vorsitzender des Berufsverbandes der Präventologen e.V.

Vorbemerkung: Ein Wort für ein neues Konzept

»Gesundheit ist nicht alles, aber ohne Gesundheit ist alles nichts.«

(Ein Kuckuckszitat)[5]

Das Wort *Valebo-Effekt* aus dem Titel des vorliegenden Buches ist weder im allgemeinen Sprachgebrauch verankert noch hat es bislang Eingang in die medizinische Fachsprache gefunden. Es handelt sich also um ein neues Wort beziehungsweise um eine neue Wortschöpfung. Neue Wörter entstehen nicht in einem luftleeren Raum, sondern sie knüpfen an andere an und drücken ein Bedürfnis aus. Bestimmten Phänomenen oder Sachverhalten soll ein bestimmter Begriff zugewiesen werden. Will man aber etwas mit einem neuen Wort bezeichnen, kann eine interessante Problematik entstehen, auf die der britische Psychiater Robert Kendell (1935–2002) in seinem Buch »Die Diagnose in der Psychiatrie« hingewiesen hat: Man kann »fälschlicherweise den Eindruck gewinnen, etwas verstanden zu haben, sodass man aufhört, nachzudenken und Fragen zu stellen.«[6] Ausdruck für eine solche Problematik ist das Wort *Placebo*, das zwar aus unserem Wortschatz nicht mehr wegzudenken ist, dessen Gebrauch aber mehr verwirrt als dass er Klarheit schafft. Die vielen Bedeutungen des Begriffes Placebo reichen dabei von der mittelalterlichen Bezeichnung eines täuschenden Sängers über den täuschenden Arzt bis hin zu einem täuschenden Artefakt in medizinisch-pharmakologischen Studien sowie einem bei Patienten positiven, in den Studien aber unwillkommenen Effekt. Wir haben

---

5 Als Autor für diesen Satz wird immer wieder der Philosoph Arthur Schopenhauer (1788–1860) genannt. Dies lässt sich allerdings nicht durch eine Quelle belegen, und auch ein anderer Urheber ist nicht bekannt. Wir bezeichnen das Zitat daher als ein Kuckuckszitat. Vermutlich drückt es einfach die Erfahrung vieler Menschen aus und wurde mündlich verbreitet.

6 Robert E. Kendell: Die Diagnose in der Psychiatrie. Enke 1978.

uns ausführlich mit der folgenreichen Geschichte dieses Wortes in dem Buch »Der Placebo- und Nocebo-Effekt« beschäftigt und den Schleier rund um den Begriff zu lüften versucht.[7] Im letzten Kapitel dieses Vorläufer-Buches haben wir das Wort *Valebo-Effekt* bereits vorgestellt und eine Weiterbeschäftigung damit angekündigt.

Der Terminus »Valebo-Effekt« ist Ausdruck für ein neues Denken in der Medizin und vor allem für eine neue Sicht auf die Rolle des Patienten in unserem Gesundheitswesen. Es knüpft einerseits an den Placebo-Begriff an und zeigt, dass ein Placebo-Effekt nicht auf Täuschung beruhen muss, sondern dass es um das Wirken der Selbstheilungskräfte geht. Der Patient selbst ist das Placebo und regt über die Bedeutungsgebung den »inneren Heiler« an. Durch Achtsamkeit und über sein Bewusstsein wird er selbstwirksam und selbst zum Wirkstoff sowie zum Experten der eigenen Gesundheit und Heilung. Diese Sachverhalte sind der Inhalt des Wortes Valebo-Effekt, das – unseres Wissens – in einem medizinischen Kontext zum ersten Mal von Matthias Keidel, dem Präsidenten des Deutschen Schmerzkongresses 2017, in einem Interview zur Patientenmitsprache verwendet wurde. Keidel beschrieb das Wort *Valebo* als Anregung des Patienten zur Selbstwirksamkeit und zur Verantwortung durch die Kommunikation mit dem Arzt.[8] Das Wort selbst geht auf das Verb ›valere‹ aus dem Lateinischen zurück und bildet in der Form ›valebo‹ das Futur *aktiv*. Folgende Bedeutungen kommen infrage: *Ich werde gelten – Ich werde Einfluss haben – Ich werde gesund sein – Ich werde mich wohlfühlen.*

Wir begrüßen den Gebrauch des Wortes bei Matthias Keidel in jeder Hinsicht, denn es stellt einen wichtigen und notwendigen Schritt in die richtige Richtung dar. Dennoch möchten wir noch etwas weitergehen. Selbstwirksamkeit und Verantwortung des Patienten sollten nicht erst im Gespräch mit dem Arzt angeregt und gefördert werden.

7 Hartmut Schröder und Elisabeth Grunwald: Der Placebo- und Nocebo-Effekt. Crotona 2022.

8 Matthias Keidel: Deutscher Schmerzkongress 2017. Patientenmitsprache wirkt oft wie Placebo. Online: https://www.youtube.com/watch?v=pMTl0Ct2hCY

Sie sollten vielmehr ein durchgängiges Prinzip im Gesundheitswesen und überhaupt in der Gesellschaft sein. Ursprünglich wollten wir daher auch über die Formulierung von Matthias Keidel hinausgehen und haben an der Stelle von Valebo die Form ›valeo‹ (= Präsens Indikativ aktiv) präferiert: *Ich bin gesund – Ich habe Einfluss – Ich fühle mich wohl.* Diese wäre für Affirmationen geeigneter gewesen. Andererseits kann das Wort Valebo besser an die bereits bekannten Wörter Placebo und Nocebo anknüpfen und erkannt werden. Wir wünschen uns, dass es sich rasch verbreitet und zu einem neuen Paradigma in der Medizin und im Gesundheitswesen beiträgt.

1
Das Erbe der Cura: Pflege und Sorge

»Heilen ist meist eine traditionelle Art und Weise,
Menschen zu pflegen und zu trösten, während sie genesen.«
(Ivan Illich)[9]

Die Geschichte der Cura

Unser Leben und Sein sind wesentlich mit Sorge verbunden.[10] Sorge bedeutet aber keineswegs nur etwas Negatives im Sinne von: *besorgt sein* oder *sich Sorgen um etwas machen*. Wir können auch *für etwas sorgen*, *etwas besorgen*, *jemanden versorgen* und sogar *vorsorgen*. Leben bedarf ständig bestimmter Besorgungen sowie der Für- und Vorsorge. Menschen sorgen indes nicht nur für sich selbst und ihre unmittelbaren Nachkommen. Sie kümmern sich auch um die Gemeinschaft, in der sie leben. Und als Teil der Biosphäre sorgen sie für ihre Mitwelt.[11] Zu dieser Mitwelt gehören nicht nur die Mitmenschen sowie das soziale und kulturelle Umfeld, sondern die gesamte Natur einschließlich all ihrer Lebewesen (Tiere und Pflanzen) sowie die Elemente Erde, Wasser, Luft und Feuer. Menschen betreiben in dieser Mitwelt Ackerbau und Tierhaltung – sie sammeln und ernten,

9 Ivan Illich: Die Nemesis der Medizin. Von den Grenzen des Gesundheitswesens. Rowohlt 1995, S. 93.

10 Der Philosoph Martin Heidegger spricht von »Dasein als Sorge«: »Dieses Seiende hat den ›Ursprung‹ seines Seins in der Sorge. (…) Das Seiende wird von diesem Ursprung nicht entlassen, sondern festgehalten, von ihm durchherrscht, solange dieses Seiende ›in der Welt ist‹.« Martin Heidegger: Sein und Zeit. Niemeyer 1976, S. 263.

11 Das Wort Mitwelt anstelle von Umwelt ist im Kontext der Umweltbildung und -ethik entstanden. Mitwelt als ganzheitliches Konzept orientiert sich »an der Vision einer gewaltfreien, friedlichen Erde für Menschen, Tiere und Natur.« Die Mitwelt hat einen Wert an sich und sollte daher »nicht nur unter dem Gesichtspunkt der Verwertbarkeit für den Menschen betrachtet werden«. Online: https://schuetzer-der-erde.de. Noch nicht erfasst ist in diesem Verständnis der Bereich des Spirituellen, den wir als einen weiteren wichtigen Teil unserer Mitwelt verstehen.

was Mutter Erde freigibt. Solange sie klug sind, sorgen sie für ein Gleichgewicht, sodass alles zusammenhält.

Allein und auf sich gestellt sind die Herausforderungen des Daseins für den Einzelnen nur mit Mühe oder gar nicht zu bewältigen. Menschen leben daher in Gemeinschaften. Diese sind aber nur dann überlebensfähig, wenn sie – so der Philosoph und Kulturkritiker Ivan Illich – einen »brauchbaren Verhaltenskodex bieten«, der an die Herausforderungen des Zusammenlebens angepasst ist.[12] Sorge und Pflege spielen in dieser Hinsicht eine grundlegende Rolle. Es gehört zu unseren Wesensmerkmalen, dass wir Schwache und Hilfsbedürftige pflegen und für ihre Belange Sorge tragen. Es verwundert daher nicht, dass dieses Merkmal des menschlichen Daseins und Miteinanders bereits in der römischen Mythologie in einer Fabel über die Schöpfung des Menschen zum Ausdruck kommt. In dieser Fabel geht es um eine allegorische Gottheit, die Sorge und Pflege symbolisiert.[13]

Es war einmal eine Göttin, die den Namen Cura trug. Eines Tages saß Cura sinnend am Ufer eines Flusses. Sie betrachtete die sanften Wellen und sah etwas im Wasser. Sie griff danach und hielt ein Stück lehmhaltige Erde in ihren Händen. Sofort begann sie damit zu spielen und sie zu formen. Ihre geschickten Hände ließen bald eine schöne Figur entstehen. Diese zog auch die Aufmerksamkeit von Jupiter, dem Göttervater, auf sich. Er bemerkte, was Cura da erschaffen hatte und fand Gefallen an der Figur. Cura bat nun Jupiter, der von ihr aus einem Stück Lehm geformten Figur Geist einzuhauchen. Und Jupiter erfüllte ihren Wunsch. Als Cura nun dem neuen Wesen einen Namen geben wollte, verwehrte Jupiter ihr dies jedoch.[14] *Er*

12 Ivan Illich: Die Nemesis der Medizin. Rowohlt 1995, S. 93.

13 Die von uns frei geschriebene Version bezieht sich sowohl auf die erste bekannte Fassung aus der lateinischen Fabelsammlung Hyginius Mythographus aus dem 2. Jahrhundert als auch auf eine deutschsprachige Kurzfassung in Vollmer's Mythologie aller Völker (1874). Online: http://www.vollmer-mythologie.de

14 Im Mythos wird die geschaffene Figur nicht mit einem Geschlecht verbunden. Es geht um die Erschaffung der Menschheit, nicht um die der Geschlechter. Die unmittelbare Schöpferin des Menschen ist in diesem Mythos aber eine Göttin – anders als im griechischen Mythos des Prometheus, in dem Prometheus Menschen ebenfalls aus Lehm formt.

selbst beanspruchte das Privileg, dem neuen Wesen einen Namen zu geben. Er hatte ihm doch Geist eingehaucht und es damit zum Leben erweckt. Ein Streit entbrannte zwischen den beiden Göttern, der wiederum die Aufmerksamkeit von Tellus, der Erdgöttin, erregte. Sie trat hinzu und erklärte, dass nur ihr das Recht zustehe, dem Wesen einen Namen zu geben. Denn Cura habe es zwar geformt, und Jupiter habe ihm Geist eingehaucht. Da es aber aus Lehm geschaffen wurde, sei es ein Teil von ihr, das heißt von Tellus. Ein Wesen aus dem Schoße von Mutter Erde.

Die drei Götter stritten nicht lange, sondern einigten sich auf Saturn als Richter. Saturn, der Gott der Zeit, fällte nach Prüfung aller Sachverhalte eine kluge und gerechte Entscheidung, die von jeder der drei Streitparteien angenommen werden konnte. Sein Urteil lautete: Jupiter sollte der Geist der Lehmfigur nach deren Tod wieder zurückgegeben werden. Denn er hatte ihr den Geist des Lebens eingehaucht. Tellus sollte mit dem Tod der Figur den Lehm zurückerhalten, da sie ihm die materielle Grundlage seiner Existenz gegeben hatte. Cura jedoch, die das Wesen aus Lehm geformt und kreiert hatte, sollte es besitzen und sich um das Geschöpf kümmern, solange es lebte. Saturn verfügte außerdem, dass es fortan »homo« genannt werden solle – abgeleitet von dem Wort humus, was Erde bedeutet.

Homo, von Cura liebevoll umsorgt, mit dem Geist von Jupiter erfüllt und verbunden mit der Natur durch Tellus lebte fortan glücklich und zufrieden sowie in Eintracht mit seinen Mitmenschen, den Göttern und der Natur.

Der letzte und für ein Märchen typische Satz dieser anmutigen Geschichte ist von uns frei erfunden. In der historischen Vorlage endet die Fabel mit der Namensgebung durch Saturn. Wir haben diese Stelle hinzugefügt, um darauf eingehen zu können, in welche Richtung sich das von den Göttern in die Welt gesetzte Wesen weiterentwickeln kann. Mit Blick auf die aktuellen Krisen, die im Begriff der »Zeitenwende« gipfeln, ist vieles ungewiss. Es bahnen sich Veränderungen an, deren Auswirkungen auf die Menschheit noch nicht abzuschätzen sind. Einiges deutet darauf hin, dass das Wesen mit dem Namen

Homo sich in eine Richtung bewegt, die kein gutes Ende erwarten lässt. Drohen von diesem Wesen eventuell sogar Gefahren, die zu einer Vernichtung von Mutter Erde inklusive der gesamten Menschheit führen? Eine Vernichtung der Schöpfung durch den Menschen?

Angesichts der immer größer werdenden von Menschen gemachten Probleme möchte man fragen, was da falsch gelaufen ist und ob die unheilvollen Entwicklungen noch zu stoppen sind. Hat Cura uns zu früh aus ihrer Obhut entlassen? Trifft die Befürchtung von Martin Heidegger: »Nur noch ein Gott kann uns retten«[15] zu, die er über die Gefahren der Technik für die Menschheit geäußert hat. Muss – wie in den Mythologien – etwas Höheres eingreifen, um Unheil zu verhindern?

In diesem Buch werden wir versuchen, aus dem Schöpfungsmythos der Göttin Cura eine Botschaft zu rekonstruieren. Eine Botschaft, die in Vergessenheit geraten ist, die für die Lösung der gegenwärtigen Probleme aber wieder bedeutungsvoll wird. Zu dieser Botschaft gehören a) ein Bild vom Menschen, b) eine Vorstellung über die Stellung des Menschen in der Welt und c) eine Ahnung über die Kraft, die alles zusammenhält. Wir sind der Ansicht, dass die Fabel über die Göttin Cura und die Erschaffung des Menschen wichtige Weisheiten enthält, die uns bei der anstehenden Rückbesinnung auf grundlegende menschliche Werte helfen können. Wenn wir auf die Herausforderungen der technischen Entwicklungen Antworten haben wollen, sollten wir wissen, was ein Mensch ist, wozu wir leben und wie wir im Einklang mit unserer Mitwelt leben können.

Betrachten wir nun die Geschichte der Cura etwas näher, wenngleich auch ohne den Anspruch einer philologischen Analyse.[16] Zunächst fällt auf, dass es sich im eigentlichen Sinn nicht um ei-

15 Interview mit Martin Heidegger: »Nur noch ein Gott kann uns retten.« DER SPIEGEL, 31.05.1976.

16 Eine philologische Betrachtung findet sich zum Beispiel bei Halvor Hanisch: How care holds humanity: the myth of Cura and theories of care, in: Medical Humanities 2022; 48:e1–e9.

nen klassischen Schöpfungsmythos handelt. Es geht nicht um die Erschaffung der Welt, sondern um die Entstehung des Menschen beziehungsweise der Menschheit. Vor diesem Hintergrund geht es um einen Streit zwischen den an diesem Schöpfungsprozess beteiligten Göttern. Sie streiten um ihre jeweiligen Rechte und Zuständigkeiten. Vor allem geht es in der Geschichte aber um die Rolle der Cura für die Menschheit und damit um die Bedeutung von Sorge und Pflege im Leben der Menschen.

Was das vermittelte Menschenbild betrifft, so wird der Mensch in der Cura-Fabel keineswegs als die Krone der Schöpfung dargestellt. Er wird auch nicht in einem heroischen und intentionalen Akt geschaffen. Vielmehr handelt es sich um eine wohl eher spontane Kreation seitens einer Göttin, die das Spiel der Wellen betrachtete und ein Stück Lehm in ihre Hände bekam. Der schöpferische Akt ähnelt dann auch selbst einem Spiel. Cura wird in ihrem Tun als *sinnend* beschrieben. Sie scheint – wie man heute sagen würde – im *Flow* zu sein: voller Begeisterung für das, was sie tut beziehungsweise formt. Macht sie es vielleicht aus dem Gefühl der Liebe oder in einem Zustand der Trance –, ohne bewusst einen Plan zu verfolgen?

Einen solchen Eindruck vermittelt jedenfalls der Philologe und Schriftsteller Carl Gottfried Wilhelm Vollmer (1797–1864) in seiner Version der Cura-Fabel: »*Sinnend* saß sie an den Ufern eines Stromes, dem Spiele seiner Wellen zuschauend; *unbewusst* ihrer selbst, *bildeten ihre Finger* aus dem Thon des Ufers eine Gestalt, und siehe es war der Mensch.«[17]

Ein ähnliches Bild findet sich auch in dem Gedicht »Das Kind der Sorge« von Johann Gottfried Herder[18] (1744–1803). Herder weist auf einen »Traum der Gedanken« als Quelle der Inspiration von Cura

17 Vollmer's Mythologie aller Völker (1874). Online: http://www.vollmer-mythologie.de/.
18 Herders Poetische Werke. Herausgegeben von Carl Redlich. Weidmannische Buchhandlung 1889. S. 75.

hin. In seinem Gedicht bildet ihr Finger ein »leimernes Bild«, wobei *leimern* etymologisch auf Lehm im Sinne einer ›klebrigen Erdmasse‹ zurückgeführt werden kann.[19] Cura bildet also aus Lehm etwas nach, von dem sie zuvor ein inneres Bild hatte. Allerdings ist es noch ohne Leben – nur ein Körper und noch nicht mit Geist erfüllt.

Einst saß am murmelnden Strome
Die Sorge nieder und sann
Da bildet' im Traum der Gedanken
Ihr Finger ein leimernes Bild

Es wundert nicht, dass das, was durch Curas Geschick und Zuwendung entstanden ist, als äußere Gestalt (mit beeindruckender Schönheit) besticht. Diese Gestalt zieht sogar die Aufmerksamkeit des Göttervaters auf sich, ist aber aus sich heraus noch nicht lebensfähig. In dem Stück Lehm (Materie) fehlt noch etwas, was auch nicht durch Curas Tätigkeit entstehen konnte. Nur der Göttervater selbst kann die Gestalt zum Leben erwecken, indem er ihr den göttlichen Geist (Energie) einhaucht. Das macht er mit Leichtigkeit, aber auch nicht ohne Folgen.

»Was hast Du, sinnende Göttin?«,
Spricht Zeus, der eben ihr naht.
»Ein Bild, von Thone gebildet;
Beleb's! ich bitte Dich, Gott.«

»Wolan denn! lebe! – Es lebet!
Und mein sei dieses Geschöpf!«
Dagegen redet die Sorge:
»Nein, lass es, lass es mir, Herr!«

Es entbrennt ein Streit zwischen den beiden Göttern, der eine dritte Gottheit auf den Plan ruft: Tellus, die als Mutter Erde bekannt ist.

19 Online: https://www.dwds.de/wb/leimen

Das neue Wesen kann erst die Welt betreten, wenn es einen Namen hat. Cura und Jupiter, die beide aufgrund ihrer jeweiligen Vorleistung beanspruchen, der Figur einen Namen geben zu können, werden von Tellus in die Schranken gewiesen. Denn das Stück Lehm, mit dem alles begann, kam von ihr. Sie beansprucht das Recht der Namensgebung für sich. Die Götter versuchen es mit Argumenten, besinnen sich dann aber auf einen »Entscheider«, auf den Gott Jupiter als Richter:

»Mein Finger hat es gebildet.«
»Und ich gab Leben dem Thon«,
Sprach Jupiter. Als sie so sprachen,
Da trat auch Tellus hinan.

»Mein ist's! Sie hat mir genommen
Von meinem Schoße das Kind.«
»Wohlan!«, sprach Jupiter, »wartet!
Dort kommt ein Entscheider, Saturn.«

An dieser Stelle könnte man meinen, dass die Götter da etwas kleinlich sind und sich um einen bloßen Namen streiten. Aber ein Name ist eben nicht nur ein Name. Durch die Benennung wird die Existenz von etwas Neuem erst besiegelt und damit vollzogen. Nur mit einem Namen kann das Neue endgültig in die Welt treten. Vorher ist es nicht fertig. Der Name ist keineswegs nur eine Bezeichnung oder ein Wort. Er ist vielmehr auch Programm (Nomen est omen). Er gibt dem Bezeichneten eine Aufgabe und eine Bedeutung. Er weist eine Richtung und er enthält Information(en).

Das scheinen auch die Götter gewusst zu haben, sodass sie sich nicht lange streiten. Sie rufen den mächtigen Gott Saturn an, den selbst die Götter fürchten und zugleich als Autorität schätzen. Von Saturn wissen wir, dass er nicht nur sehr entschlossen handeln kann, sondern in schwierigen Situationen auch vor radikalen Lösungen nicht zurückschreckt. Er gilt als der Entscheider *par excellence*. Von ihm kann ein weiser Richterspruch erwartet werden. Seine Entscheidung garantiert eine nachhaltige Lösung. Eine Lösung, mit der alle Beteiligten zufrieden sein können.

Saturn sprach: »Habet es Alle!
So will's das hohe Geschick.
Du, der das Leben ihm schenkte,
Nimm, wenn es stirbet, den Geist;

Du, Tellus, seine Gebeine;
Denn mehr gehöret Dir nicht.
Dir, seiner Mutter, o Sorge,
Wird es im Leben geschenkt.

Es wundert nicht, dass Saturn, als der Gott der Zeit, eine Lösung verkündet, die jedem etwas zuspricht –, ohne dass das neue Wesen zerrissen wird. Es bleibt in seiner Einheit erhalten, da die Rechte zeitlich verteilt werden. Zu Lebzeiten kann sich Cura um das Wesen kümmern und erhält es mit Körper und Geist. Erst nach dem Tod gehen die jeweiligen Teile an Jupiter und Tellus zurück. Auch in der Sache der Namensgebung handelt Saturn weise. Er gibt keinem der Götter das Recht, dem neuen Wesen einen Namen zu verleihen. Dieses Recht behält er sich selbst vor. Das neue Wesen erhält von ihm den Namen »Homo« – abgeleitet von dem Wort *humus* mit der Bedeutung ›Erde‹. Saturn markiert damit die Zugehörigkeit des Homo zur Erde und Natur und begrenzt ihn auf das irdische Leben. Gleichzeitig ist der Name eine klare Huldigung an Tellus, die als die große Gebärerin auch seine Mutter und der Ursprung allen Lebens ist.

Saturn belässt es aber nicht bei Namensgebung sowie der Regelung der Rechte und Zuständigkeiten der Götter in Sachen des neuen Wesens. Er spricht auch noch ein Verdikt über Homo aus, das sich aus der Rolle von Cura ergibt. Nicht nur Cura wird ihn bis an das Ende seines irdischen Lebens begleiten, sondern auch die durch sie verkörperte Fürsorge und Pflege.

»Du wirst, so lang' es nur athmet,
Es nie verlassen, Dein Kind.
Dir ähnlich, wird es von Tage
Zu Tage sich mühen ins Grab.«

»Des Schicksals Spruch ist erfüllet,
Und Mensch heißt dieses Geschöpf;
Im Leben gehört es der Sorge,
Der Erd' im Sterben und Gott.«

Der Mensch, entstanden aus der Interaktion zweier Göttinnen und zweier Götter, ist in diesem Schöpfungsmythos engstens mit der Erde und der Natur verbunden. Er ist Teil dieser – unabhängig von ihm vorhandenen – Mitwelt und erhält durch seinen Namen die Berufung, ein Hüter der Erde zu sein. Für diese Aufgabe und für sein eigenes Überleben in dieser Mitwelt benötigt er bestimmte Fähigkeiten und die Unterstützung der Götter. Auch wenn er reichlich von diesen ausgestattet ist, bleibt der Mensch zu Demut gemahnt. Er ist aus sich heraus nicht lebensfähig. Sein Körper ist eine Leihgabe von Mutter Erde; Geist wird ihm zwar von Gott Jupiter eingehaucht, aber auf die Zeit seines Lebens begrenzt. Sein Name schreibt ihm seine Rolle als Naturwesen deutlich vor. Im Schöpfungsprozess ist er weder etwas Besonderes noch etwas Bleibendes. Er gehört zu den Sterblichen, und nach seinem Tod werden Körper und Geist an die Götter zurückgeführt. Es erinnert an den natürlichen Kreislauf des Lebens. Ein nachhaltiger Prozess des Werdens und Vergehens, bei dem nichts verloren geht. Alles bleibt, wird wiederverwendet oder verwandelt sich. Recycling und Nachhaltigkeit in Reinform.[20]

20 Dies gilt nicht mehr, wenn Menschen sich ihr Leben lang und ohne Grund mit nicht natürlichen Substanzen »zumüllen«. Wiederverwendung ist dann gar nicht mehr oder nur sehr begrenzt möglich. Schlimmstenfalls entsteht Sondermüll. Hören Sie dazu den Song »Aber sonst gesund!« der Gruppe Wise Guys: https://www.youtube.com/watch?v=bQv3SxMAOaQ

Die Pflicht, zeitlebens für das Wohlergehen des Menschen zu sorgen, wurde Cura von Saturn auferlegt. Saturn bringt damit etwas Wichtiges zum Ausdruck: Man muss sich um das, was man in die Welt gesetzt hat, auch kümmern. Als Geschöpfe der Göttin Cura müssen wir also auch für unsere Kinder, für unsere Kranken und Schwachen sorgen und sie pflegen, wenn es erforderlich ist.

Menschen tragen aber auch für sich selbst Verantwortung. Sie sollen durchaus einen entscheidenden Teil der Verantwortung von Cura in Form von Eigenverantwortung übernehmen. Sorge und Pflege können sie auch in Eigenregie verrichten. Dabei ist die Selbstfürsorge im Kern mit Freiheit und Selbstbestimmung sowie mit der Sorge für andere verbunden. Durch Selbstfürsorge eines jeden Einzelnen gewinnt auch das gemeinschaftliche Miteinander. Wiederum sollten wir, so wie wir der Göttin Cura vertrauen, auch anderen Menschen vertrauen, die sich um uns kümmern, wenn wir dies selbst nicht können. Wie jede liebende Mutter, so entlässt auch Cura uns in die Freiheit, wenn wir selbst für uns sorgen können. Wir können dies, weil wir ihre Geschöpfe sind.

Kommen wir noch einmal zum Menschenbild zurück, das uns die Geschichte der Cura vermittelt. Die komplexe Natur des menschlichen Wesens wird als Einheit von Geist und Materie beziehungsweise Körper und Psyche gespiegelt. Der Mensch wird als Natur- und als Geist- beziehungsweise Kulturwesen dargestellt, eingebettet in eine Mitwelt und ein Miteinander mit anderen Menschen. Sorge und Pflege sowie Verantwortung füreinander sind dabei grundlegende Aspekte des menschlichen Daseins. Das Ganze hält ein ausgewogenes Gleichgewicht aller verschiedenen Kräfte im Menschen, zwischen Menschen sowie zwischen Menschen, Natur und der Welt der Götter zusammen. Der Mensch ist in diesem Verständnis zwar ein Geschöpf der Götter, aber er ist diesen nicht ausgeliefert. Als Kind der Göttin Cura kann er für sich selbst sorgen, über sein irdisches Leben mitbestimmen und Verantwortung für sein Handeln übernehmen. Wie Cura verkörpert er die Tugenden der Sorge und Fürsorge sowie der Sorgfalt, der Pflicht und Verantwortung. Tugenden, die das menschliche Miteinander ermöglichen, den Einzelnen schützen und unterstützen sowie die Gemeinschaft gedeihen lassen.

Der Schöpfungsmythos der Cura lehrt uns die Bedeutung von Zusammenarbeit, Ausgewogenheit und gegenseitigem Respekt in der Schöpfung sowie bei der Bewältigung der Herausforderungen unseres täglichen menschlichen Daseins. Verbundenheit mit der Natur, Verbindung mit anderen Menschen, Verantwortung füreinander und für die Mitwelt ermöglichen uns ein gutes und gesundes Leben während unseres Aufenthalts auf der Erde. Nicht zuletzt brauchen wir eine gute Portion Demut und das Vertrauen, dass da noch etwas Größeres ist als wir selbst, ein Ganzes, zu dem auch wir gehören.

Cura und die Heilkunde: Kultur – Pflege – Medizin

Die allegorische Gottheit Cura, Symbol für Sorge und Pflege, erinnert uns an ein Wesensmerkmal des Menschen und zugleich an die Essenz der Medizin. Ohne Fürsorge und Pflege ist menschliches Leben nicht möglich. Der Mensch ist immer auf das Miteinander und auf gegenseitiges Vertrauen angewiesen. Selbst wenn jeder primär nur für sich sorgt, unterstützen wir uns doch gegenseitig in Notsituationen und sind auf die Hilfe der Gemeinschaft angewiesen. Jeder Einzelne braucht die Gemeinschaft, und die Gemeinschaft braucht jeden Einzelnen, um zu überleben. Dies wird besonders deutlich in Situationen von Krankheit, Schwäche und Verletzung. In solch existenziellen Situationen stehen zunächst Fürsorge und Pflege am Anfang einer jeden Heiltätigkeit. Sie äußern sich in der Präsenz und dem Beistand, der Entlastung des Leidenden und in der liebevollen Zuwendung. Heilkunst setzt Fürsorge und Pflege voraus und begleitet diese. Nicht umgekehrt! Kehrt sich die Reihenfolge um, geben wir ein ganzheitliches Menschenbild auf und ergeben uns einem mechanistisch-reduktionistischen Verständnis einer Medizin der bloßen Reparatur. Fürsorge und Pflege bringen

Geist und Menschlichkeit in die Medizin, indem sie über das Körperliche hinausgehen.[21]

Ein Heilkundiger sollte sich dessen bewusst sein und seine wichtige und verantwortungsvolle Tätigkeit damit nicht als geschmälert ansehen. Er weiß ohnehin, dass nicht er aus sich heraus beziehungsweise durch ein Heilmittel heilen kann. Heilen kann nur der »innere Arzt« des Betroffenen selbst, der über seinen Geist mit dem Körper in ständiger Verbindung steht. Mit Bedacht lässt der Arzt und Dichter Friedrich von Schiller (1759–1805) seinen Wallenstein sagen: »Es ist der Geist, der sich den Körper baut.«[22] Die zentrale Rolle des Patienten beziehungsweise des Betroffenen selbst hat bereits sehr früh der berühmte persische Arzt und Philosoph Avicenna (980–1037) betont. Von ihm wird überliefert, dass er einem hilfesuchenden Patienten Folgendes gesagt haben soll: »Es gibt drei Seiten: du, ich und die Krankheit – auf welche Seite du dich schlägst, die wird gewinnen.«[23]

Wir gehen in diesem Buch davon aus, dass Heilung immer Selbstheilung ist. Mit Selbstheilung ist aber nicht gemeint, dass der Betroffene sich in einem bewussten Akt selbst heilen muss. Selbstheilung ist vielmehr ein natürlicher und einfacher Prozess, der aber nicht automatisch oder wie in einer Maschine erfolgt. Selbstheilung geschieht nicht unter allen Umständen. Sie braucht ein passendes Umfeld, in dem sie gedeihen kann. Als Naturwesen verfügt der Mensch über ein inneres Regulationsprinzip, das gleichbedeutend mit Selbstheilung ist. Ein gesunder Mensch braucht dafür eigentlich gar nichts zu tun. Das innere Regulationsprinzip stellt nämlich im Austausch mit Reizen und

21 Die Aussage, dass Pflege Menschlichkeit in die Medizin bringt, findet sich auch in den von Julia Kristeva et al. 2018 und Halvor Hanisch 2022 veröffentlichten Artikeln. Beide Artikel sind in der Zeitschrift Medical Humanities des British Medical Journal erschienen: https://mh.bmj.com. Kristeva J, Moro MR, Ødemark J, et al. Cultural crossings of care: An appeal to the medical humanities, Medical Humanities 2018; 44: 55–58. Halvor Hanisch: How care holds humanity: the myth of Cura and theories of care Medical Humanities 2022; 48:e1-e9.

22 Friedrich von Schiller: Wallensteins Tod, 1799. 3. Akt, 13. Auftritt, Wallenstein.

23 Zitiert nach Mirsakarim Norbekov: Eselsweisheit: Der Schlüssel zum Durchblick – oder – wie Sie Ihre Brille loswerden. Goldmann 2006.

Stimuli aus der Außen- und Innenwelt das Gleichgewicht und die Stabilität im Körper stets wieder her. Alles erfolgt dabei auf natürliche Weise in einem kontinuierlichen Prozess, sodass von *Selbstregulation* gesprochen werden kann. Erst wenn diese Fähigkeit eingeschränkt oder gestört ist (zum Beispiel infolge einer schweren Erkrankung oder Verletzung) bedarf es äußerer Anstöße beziehungsweise pflegerischer Hilfe und medizinischer Unterstützung.

Fürsorge und Pflege können bei einer Einschränkung der Selbstregulation wieder die Voraussetzungen beziehungsweise ein Milieu dafür schaffen, dass Selbstheilung weiter gedeihen kann. Soweit es möglich ist, können Sorge und Pflege von der betroffenen Person selbst ausgehen. Wir sprechen dann von *Selbstsorge*. Man achtet besser auf sich, schont sich, horcht nach innen, erkundet die eigene Befindlichkeit, spürt was guttut und was nicht. Vielleicht verordnet man sich Maßnahmen aus der Diätetik und ändert den Lebensstil: durch eine angepasste Ernährung oder zeitweises Fasten, durch angemessene Bewegung oder durch Ruhe und Schlaf, durch frische Luft und Sonne sowie durch Atemübungen. Möglich ist auch eine aktive »Heilungsarbeit« durch die Kraft der Vorstellung und mithilfe innerer Bilder. Dabei geht es um die Arbeit mit den eigenen Gedanken und Gefühlen, die den Prozess der Heilung sowohl befördern als auch behindern können. Werden Gedanken und Gefühle für Zwecke der Gesundheit und Heilung genutzt, so kann man von Selbstheilung als einem bewussten Akt sprechen.

In bestimmten Situationen kann es allerdings sein, dass Selbstsorge und die eigene Heilungsarbeit nicht möglich sind oder allein nicht ausreichen. Dann ist es wichtig, dass Impulse durch Heilkundige und Medizin erfolgen, sodass die Selbstregulation wieder angeregt wird. Die zentrale Rolle im Prozess der Selbstheilung obliegt aber auch dann dem Heilsuchenden selbst. Ohne ihn, und ohne seine innere Haltung und ohne seine Heilungsarbeit[24] ist

24 Wir benutzten das Wort Heilungsarbeit, weil das Wort Mitarbeit hier zu kurz greift.

nachhaltige Heilung nicht möglich. Er ist der Protagonist seiner eigenen Heilung.[25]

Die Betonung auf Selbstsorge sowie Versorgung und Pflege durch andere soll keineswegs die Bedeutung einer medizinischen Behandlung und der Tätigkeit der Heilkundigen schmälern. Diese sind nicht selten lebensrettend und damit außerordentlich wichtig. Es geht jedoch nicht um ein pauschales *Entweder-oder*, sondern um ein bedachtes *Sowohl-als-auch*. Selbstsorge, Pflege und medizinische Behandlung sollen jeweils zur rechten Zeit erfolgen und sich gegenseitig ergänzen und stützen. Sie dürfen nicht gegeneinander ausgespielt werden.

Wie wichtig Präsenz, Entlastung des Leidenden und liebevolle Zuwendung bei einem Unfall sein können, zeigt die folgende Begebenheit:

Es war an einem Nachmittag im Sommer. Der Himmel war wolkenlos, und es war heiß. Die Ärztin fuhr nach der Mittagspause zurück in ihre Praxis. Auf dem Weg dorthin sah sie einen Unfall, der sich gerade ereignet hatte. Nicht weit von ihrer Praxis entfernt. Sie hielt sofort, um Erste Hilfe zu leisten.

Ein Motorradfahrer war mit einem Auto zusammengestoßen. Sie nahm einen hilflos am Straßenrand liegenden Motorradfahrer und eine fast tumultartige Szene wahr. Der Verletzte war unversorgt. Einige Passanten schimpften sogar auf ihn ein. Eine spezielle medizinische Notfallausrüstung hatte die Ärztin nicht dabei. Man sagte ihr auch, dass ein Notarzt bereits unterwegs zur Unfallstelle war. So blieb ihr nichts weiter übrig, als die Vitalzeichen zu überprüfen und einfach da zu sein. In dieser Situation erinnerte sie sich an ein Buch eines amerikanischen Kollegen, der über eine interessante Intervention berichtete. Als Notarzt im Rettungswagen hatte er häufig Menschen mit

25 Hans Georg Gadamer: Schmerz. Einschätzungen eines Philosophen. In: Schmerz. Einschätzungen aus medizinischer, philosophischer und therapeutischer Sicht. Winter Verlag 2003. S. 21–40.

Herzinfarkt zu versorgen. Auf dem Weg ins Krankenhaus versuchte er, mit ihnen ein Gespräch zu beginnen. Soweit es möglich war, lud er seine Notfallpatienten dazu ein, sich an das schönste Ereignis in ihrem Leben zu erinnern. Sobald dies gelang, stabilisierte sich der Zustand, und die Überlebenschancen verbesserten sich erheblich.

Sich daran erinnernd, setzte sich die Ärztin in Kopfhöhe zu dem Mann. Zuvor hatte sie noch dafür gesorgt, dass die aufgebrachte Menschenmenge sich beruhigte und einen »Sonnenschirm« für den Verletzten bildete; denn es war brütend heiß. Ein Gespräch mit dem Mann beginnend, achtete sie auf eine ruhige Stimme und Sprechweise. Sie unterhielt sich mit dem Mann über seine Familie, wo er wohnte und über seinen Garten. So begann der verletzte Mann zu erzählen und tauchte in ganz andere Gedanken und Gefühle ein – weit weg von dem schrecklichen Geschehen des Unfalls. Er konnte sogar lächeln, und man spürte die Freude, wenn er erzählte.

Dann kam der Notarzt und übernahm die notwendige Behandlung. Der Mann wurde sofort in die nächste Klinik gebracht, wo er weiter versorgt werden konnte.

Zum Abschied hatte die Ärztin dem Mann noch etwas mit auf den Weg gegeben. Er sollte, ganz egal was nun mit ihm geschehen werde, unbedingt und immer wieder zu diesen schönen Gedanken und Gefühlen zurückkehren.

Später erfuhr sie, über einen Anruf im Krankenhaus, dass der Mann überlebt hatte.

Nach einigen Monaten stand er dann mit seiner ganzen Familie und einem großen Blumenstrauß in ihrer Praxis. Er bedankte sich dafür, dass sie ihm das Leben gerettet hätte. Und er erzählte, dass er in all den schwierigen Momenten auf dem Weg seiner Heilung sich immer an diese schönen Gedanken und Gefühle aus seinem Leben erinnert hatte sowie an die Worte der Ärztin. Das hätte ihm erst die Kraft zum Durchhalten gegeben.

Was war da geschehen? Die Ärztin hatte doch gar nichts »gemacht«. Die eigentliche medizinische Behandlung erfolgte erst später in der Klinik. Lange konnte sie nur ahnen, was für eine innere Kraft da gewirkt hatte. Aber einige Jahre später erhielt sie eine überzeugende Erklärung. Wieder inspiriert durch ein Buch eines Arztes, der sich mit dem Nervensystem des Menschen beschäftigt und die sogenannte Polyvagal-Theorie begründet hatte. Im Kontext dieser Theorie konnte sie endlich erklären, warum der Erstkontakt am Unfallort und eine minimale Intervention so entscheidend sein können. Wir kommen später wieder darauf zurück und stellen Erkenntnisse der Polyvagal-Theorie vor.[26]

Wir wiederholen an dieser Stelle noch einmal etwas Grundsätzliches, um nicht missverstanden zu werden: Kranke und verletzte Menschen brauchen natürlich so schnell wie möglich die erforderliche medizinische Versorgung. Aber sie benötigen auch das Gefühl von Geborgenheit und Sicherheit. Sie brauchen Hoffnung und Mut sowie einen möglichst entspannten Grundzustand – ohne Angst und Stress. Sie brauchen Cura. Eine wichtige Botschaft der Cura-Fabel sehen wir gerade darin, dass der Mensch darauf vertrauen darf, dass er nicht allein ist. Mit Cura ist da jemand, die für ihn sorgt und sich kümmert, wenn er Hilfe und Unterstützung benötigt. Cura steht aber nicht nur für eine allegorische Gottheit, sondern ebenso für Menschlichkeit. Cura ist ein Wesensmerkmal von Menschen und kann uns in jedem Mitmenschen begegnen.

Es lohnt sich daher, einen Blick darauf zu werfen, was Cura über den Namen der Göttin hinaus bedeuten kann. Der Namen »Cura« ist eine Ableitung vom lateinischen Verb *curo* (*curare*). Dieses Verb hat viele verschiedene Bedeutungen. Wir führen hier nur einige Grundbedeutungen[27] an, die für unsere Zwecke von Interesse sind. Curo (curare) kann bedeuten:

- sich um etwas/jemanden kümmern;
- etwas/jemanden pflegen, behandeln, heilen beziehungsweise kurieren;

26 Wir stellen die Polyvagal-Theorie von Stephen Porges in Kapitel 3 vor.
27 Online: https://de.pons.com/übersetzung/latein-deutsch/curo

- etwas besorgen;
- für die Zukunft vorsorgen;
- etwas beaufsichtigen beziehungsweise verwalten;
- sich um etwas/jemanden sorgen beziehungsweise in Sorge sein;
- etwas mit Sorgfalt tun.

Alle hier genannten Sinngehalte sind für die Interpretation der Cura-Fabel relevant. Jede Bedeutung stellt etwas dar, das die Verantwortung von Cura für den Menschen beschreibt. Auffallend ist, dass das deutsche Verb *sorgen* alle Bedeutungen des lateinischen *curo* (*curare*) in gleicher Weise abbildet. Im Deutschen können wir – wie im Lateinischen – zwischen einerseits *für etwas/jemanden sorgen* und andererseits *sich um etwas/jemanden sorgen* unterscheiden.

Der erstgenannte Gehalt (*für etwas/jemanden sorgen*) drückt einen positiven Sachverhalt beziehungsweise eine positive Tätigkeit des Umsorgens, der Hilfe und Unterstützung aus, die man einer anderen Person oder einer Sache zuteilwerden lässt.[28] Hierbei geht es um ein *Sich kümmern um*, ein *Besorgen* und *Heranschaffen* sowie ein *Organisieren* und ein *Sicherstellen*. Die Tätigkeit kann sich dabei a) auf Sachen und Sachverhalte, b) auf andere Menschen und Lebewesen sowie c) das Subjekt selbst richten. Wir können daher einerseits zwischen *Fürsorge* und andererseits *Selbstsorge* unterscheiden.

Die an zweiter Stelle genannte Bedeutung drückt einen eher problematischen Sachverhalt des Verbs *sorgen* aus. Man ist beunruhigt um jemanden oder wegen etwas. Man macht sich Gedanken, da uns etwas Kopfzerbrechen oder sogar Kummer bereitet. Auch das Substantiv *Sorge* kann diese Bedeutung annehmen und steht dann oft im Plural (*Sorgen*): Jemand hat/macht sich Sorgen um etwas/jemanden beziehungsweise ist in einem inneren Zustand des Besorgtseins.

28 Online: https://www.dwds.de/wb/sorgen

Dieser Zustand geht mit Unruhe und Angst einher. Ursache für das bedrückende Gefühl ist eine »unangenehme, schwierige Lage (...) mit der jemand belastet ist oder die jemand in der Zukunft befürchten muss«.[29] Diese schwierige Lage beziehungsweise das Problem, auf das sich die Sorge richtet, muss also nicht real sein. Es gehört zum Wesen der Sorgen, dass sie sich gerade auch auf etwas eher Eingebildetes und Vorgestelltes richten können. Ob die Ursache von Sorge(n) real oder eingebildet ist, spielt für das unangenehme Gefühl, das zur Sorge gehört, jedoch keine Rolle.

Ein Synonym für Sorge(n) ist das Wort *Kummer*, das noch deutlicher einen traurigen, niedergedrückten Gemütszustand ausdrückt. Beide Wörter können auch zusammen auftreten: *Kummer und Sorgen haben*. Ähnlich wie bei der positiven Bedeutung von *sorgen* und *Sorge* kann sich auch die eher problematische Bedeutung von *sorgen* und *Sorge(n)* sowohl auf Sachen und Sachverhalte sowie auf andere Menschen und Lebewesen als auch auf das Subjekt selbst beziehen.

Von dem Substantiv Kummer ist es nicht weit zum Verb kümmern, das zwei verschiedene Sinngehalte hat. Es kann bedeuten, dass etwas schlecht gedeiht und in der Entwicklung zurückbleibt. Wir sprechen dann zum Beispiel von *kümmerlich* und *Kümmerling*.[30] Es kann aber auch etwas Positives bedeuten und ein Synonym zu *für etwas/jemanden sorgen* sein: *sich um etwas/jemanden kümmern* im Sinne von *sich damit befassen*, *sich annehmen* und *dafür sorgen*. Möglich ist eine weitere Bedeutung im Sinne von *etwas kümmert jemanden*, *geht jemanden an*, *betrifft jemanden*.[31]

Zurückkommend auf die Wörter *sorgen* und *Sorge* seien noch zwei Wortbildungen genannt, die im Zusammenhang mit Cura wichtig sind: *Sorg*falt und *sorg*fältig. Hier geht es um den Prozess der Handlungsausführung, der *achtsam*, *wohldurchdacht*, *genau* und *gewis-*

29 Online: https://www.dwds.de/wb/Sorge
30 Online: https://www.dwds.de/wb/kümmern#2
31 Online: https://www.dwds.de/wb/kümmern#1

senhaft sein soll. Sorgfalt ergibt sich als ein Gebot in Situationen, in denen wir für etwas, das uns Sorgen bereitet, so gut sorgen müssen, dass es gelöst beziehungsweise eine nachhaltige Lösung erzielt wird. Sorgfalt folgt also auf ein *Besorgtsein* und ist Ausdruck für praktische *Fürsorge* und *Vorsorge* zugleich.

Interessanterweise drückt dasselbe Wort im Lateinischen und im Deutschen (*sorgen* beziehungsweise *Sorge*) sehr unterschiedliche Bedeutungen aus: einerseits etwas eher Schönes, das uns im Leben hilft und das Leben angenehmer macht. Andererseits etwas eher Schwieriges, das uns das Leben schwer macht und uns herausfordert. Letzteres lässt dann auf das Erstere hoffen, wodurch Lösung und/oder Linderung zu erwarten ist. Beide Sinngehalte scheinen sich also zu ergänzen und stellen zwei Seiten einer Medaille dar. Für die Lösung bedarf es dann der Sorgfalt, das heißt einer besonders bedachten und achtsamen Vorgehensweise. Der Spannungszustand zwischen der ersten und zweiten Bedeutung des Wortes drückt möglicherweise die Zwiespältigkeit des menschlichen Lebens aus: Sorge(n) sind der Antrieb des Lebens und fordern uns immer wieder heraus. Sorge ist aber auch die Antwort auf Herausforderungen und führt über die Sorgfalt und Achtsamkeit aus dem Problem heraus in ein neues Gleichgewicht.

Vor diesem Hintergrund wird ein wichtiger Dreisatz der antiken Heilkunde verständlich. Dieser Dreisatz gab dem Heilkundigen in der Antike für sein Handeln eine klare Orientierung und lautete: *primum nihil nocere – secundum cavere – tertium sanare.* Aus dem Lateinischen frei ins Deutsche übersetzt:

- vor allem und zuallererst *nicht schaden*;
- sodann immer und unbedingt *achtsam, vorsichtig* und *zurückhaltend sein;*
- erst dann medizinische Maßnahmen ergreifen und *behandeln.*

Der Dreisatz galt genau in dieser Reihenfolge, da man sich sehr bewusst war, dass jede medizinische Behandlung auch unerwünschte Wirkungen haben konnte. Medizinisches Eingreifen konnte schlimmstenfalls sogar zum Tod des Patienten führen. In der Welt der Cura war dem Heilkundigen in seinem Handeln weiterhin klar, dass Heilung nie sein eigenes Werk oder das Ergebnis eines Heilmittels ist. Eine Haltung der Demut war Voraussetzung für die Ausübung des Heilberufs. Denn Heilkundiger, Behandlung und Medikament sind nur Begleiter, Unterstützer, Impulsgeber für die Selbstheilung – sie leisten quasi »Geburtshilfe«.[32]

Der Gedanke der Cura in der antiken Heilkunde bezieht sich nicht allein auf die Tätigkeit der Heilkundigen. Er betrifft vielmehr jeden Menschen – Hilfsbedürftige und Kranke eingeschlossen.[33] Sorge ist einerseits als *äußere Sorge* und Pflege etwas, das allen Mitgliedern einer Gemeinschaft zusteht, wenn sie sich nicht mehr aus eigener Kraft um sich kümmern können beziehungsweise Ruhe und Zeit brauchen, um wieder gesund zu werden. Es ist etwas, das von außen kommt und wechselseitig gegeben wird: *Ich sorge für andere – andere sorgen für mich.* Andererseits gibt es die *innere Sorge* als Selbst(für)sorge, die jeder für sich zu leisten hat: *Ich sorge für mich, damit ich erst gar nicht krank werde.* Dies bedeutet, dass jemand im Falle einer Erkrankung oder Verletzung wieder rasch gesund werden kann und die äußere Sorge der Solidargemeinschaft nicht über Gebühr beanspruchen wird. Damit wird die Gemeinschaft entlastet und der Einzelne trägt zu seiner Selbstkultivierung als autonomes

32 Der Philosoph Platon (428/27–348/47 v. Chr.) benutzt das Wort Mäeutik (Hebammenkunst), das sich auf die dialogische Gesprächstechnik des Philosophen Sokrates (469–399 v. Chr.) bezieht. Sokrates soll mithilfe von Fragen den Gesprächspartner dazu gebracht haben, aus eigener Kraft etwas zu erkennen. In ähnlicher Weise kann der Arzt für den Patienten eine Art Geburtshelfer sein und ihm dabei helfen, Lösungen und Ressourcen, über die er bereits verfügt, zu entdecken.

33 Hippokrates weist bereits darauf hin, dass Heilung ein komplexer Vorgang ist und viele Umstände zur Heilung beitragen: »Das Leben ist kurz; die Kunst ist lang; der rechte Augenblick geht schnell vorüber; die Erfahrung ist trügerisch, die Entscheidung schwierig. Der Arzt muss nicht nur selbst bereit sein, das Erforderliche zu tun, sondern auch der Kranke, seine Umgebung und die äußeren Umstände müssen dazu beitragen.« Zitiert nach: Hippokrates: Ausgewählte Schriften. Aus dem Griechischen übersetzt und herausgegeben von Hans Diller. Reclam 1994, S. 192.

Wesen bei. Selbst(für)sorge ist die Grundlage für Prävention und Resilienz des Einzelnen und der Gemeinschaft.

Die äußere Sorge ergänzt die innere Sorge in Notsituationen. Das bedeutet, dass der Einzelne darauf vertrauen kann, dass ihm in Notsituationen geholfen wird. Die Gemeinschaft kann ihrerseits darauf vertrauen, dass der Einzelne im Normalfall für sich selbst sorgt und bereit ist, für andere Menschen im Notfall zu sorgen. Fehlt dieses gegenseitige Vertrauen, wird der Einzelne sich auch nicht auf die eigene Selbstsorge verlassen können. Eine gut funktionierende Gemeinschaft wird alles dafür tun, dass sich alle Mitglieder so sicher wie möglich fühlen. Sie wird dafür sorgen, dass der Einzelne Wissen und Kompetenz in Sachen innerer und äußerer Sorge besitzt. Sie wird jeden Einzelnen in seiner Autonomie und Selbst(für)sorge anregen und unterstützen, aber nicht alles der Eigenverantwortung überlassen. Auf diese Weise trägt sie zur Schaffung einer Kultur der Menschlichkeit, der Sicherheit und des Vertrauens bei.

Sowohl die innere als auch die äußere Sorge für Hilfsbedürftige können wir als *Pflege* bezeichnen, womit eine weitere Bedeutung von Cura angesprochen ist. Das Verb *pflegen* ist dabei fast bedeutungsgleich mit der Bedeutung des Verbs *sorgen*: *für jemanden/etwas sorgen, jemanden/etwas mit liebevoller Fürsorge umgeben.* Darüber hinaus kann das Verb *pflegen* bedeuten: »etwas so halten, dass es sauber und ansprechend aussieht«.[34] Schließlich kann es sich auf die innere Sorge beziehungsweise die Selbst(für)sorge beziehen im Sinne von *sich pflegen.*

Als Substantiv bedeutet Pflege allgemein: *fürsorgliche Aufsicht, Betreuung* und *Versorgung* von Menschen oder Tieren zu ihrem Wohlbefinden und Schutz. Speziell in der Medizin meint es die »pflegende Betreuung von kranken oder hilfsbedürftigen Menschen durch Familienangehörige, Krankenpfleger, Altenpfleger« und andere helfen-

34 Online: https://www.dwds.de/wb/pflegen

de Personen sowie die »Gesamtheit aller Maßnahmen und Dienstleistungen im Bereich der (medizinischen) Betreuung von kranken, hilfsbedürftigen oder alten Menschen«. Schließlich bezeichnet das Wort Pflege auch »Maßnahmen zur Bewahrung von ideellen Werten, Kulturgütern, Traditionen«.[35]

Der Philosoph Hajo Eickhoff sieht Pflege als eine Form politischen Handelns: »Denn die Sorge um einen Menschen beinhaltet immer auch die Sorge um die Gemeinschaft, denn nur wenn sich die Gemeinschaft bewahrt, kann auch der Mensch überleben.«[36] Aus diesem Grund ist Pflege für ihn sogar Pflicht im Sinne der »Ausübung der im Menschen liegenden Veranlagung, nicht als Zwang. Denn im Wort Pflicht steckt das Wort Pflege.«[37]

In der Tat ergibt ein Blick in das Digitale Wörterbuch der Deutschen Sprache (DWDS), dass Pflicht eine »Forderung an das Verhalten, Handeln des Menschen in der Gesellschaft« meint, die sich aus gesellschaftlichen Normen ergibt. Die zugrunde liegenden Prinzipien müssen nicht rechtlicher Natur sein, das heißt, sie müssen nicht ausformuliert vorliegen. Im Hinblick auf Pflege sind sie vielmehr moralischer Art und beruhen auf einer gesellschaftlichen Vereinbarung. Dies bestätigt die Etymologie des Wortes Pflicht. Im Althochdeutschen bedeutete Pflicht neben *Auftrag* und *Gebot* auch *Fürsorge*. Im Mittelhochdeutschen steht das Wort dann auch für *Pflege*, *Teilnahme*, *Gemeinschaft*, *Dienst* und *Sitte*. Für Menschen in dieser Zeit war es vielleicht noch selbstverständlich, andere zu pflegen, wenn diese nicht für sich selbst sorgen konnten. Es handelte sich keineswegs um Zwang, sondern um etwas, das zwischen Einsicht in die Notwendigkeit und *heiliger Aufgabe* lag.

Nach Eickhoff ist die Pflege des Menschen durch den Menschen »eine Notwendigkeit menschlicher Existenz«[38] und zugleich freiwillig: Ohne

35 Online: https://www.dwds.de/wb/Pflege
36 Hajo Eickhoff: Sinn und Kunst der Pflege. Remedium 2012, S. 41.
37 Ebenda, S. 23.
38 Ebenda, S. 125.

Pflege gibt es keine Familie und Gemeinschaft, keine Verbindlichkeit und auch keine Güte und Menschlichkeit.[39] Das Ziel der Pflege sieht er darin, Menschen in ihrem sozialen Umfeld zu befähigen, eigenständig zu handeln und auch in Notsituationen so viel Selbstständigkeit wie möglich zu bewahren. Eickhoff sieht Pflege als eine Kunst, Pflegebedürftige so zu umsorgen, dass sie gar nicht bemerken, dass sie gepflegt werden. Damit müssen sie sich nicht in der Schuld fühlen. Eickhoff betrachtet die Pflege daher als »eine der schönsten und wertvollsten Tätigkeiten des Menschen, wenn auch eine der schwierigsten und verantwortungsvollsten«.[40] Pflege geht aus der Sorge um andere hervor und drückt Menschlichkeit beziehungsweise Mitmenschlichkeit aus. Sie versteht sich als »eine besondere Weise, für andere da zu sein«. Das Mit- und Füreinander stellt ein Wesensmerkmal menschlicher Daseinsbewältigung dar. Sorge und Pflege sind eine Kraft, die Menschen miteinander verbindet.[41]

Pflege geht mit der Entstehung menschlicher Kulturen einher und ist im Laufe ihrer Entwicklung untrennbar mit Kultur verbunden. Unabhängig von dieser Verbindung mit Kultur lässt sich ein bestimmtes Pflegeverhalten aber überall in der Natur beobachten, wo sich Leben entwickelt. Pflege hat sowohl eine natürliche als auch eine kulturelle Seite. Die Cura-Fabel sollte uns daher an etwas Wichtiges erinnern: Der Mensch ist ein Teil von Mutter Erde und damit ein Naturwesen. Er atmet aber auch den Geist des Göttervaters Jupiter und ist damit Geist- und Kulturwesen. Menschen sind als Natur- und Kulturwesen beiden Bereichen verpflichtet und pflegen daher sowohl die Natur, deren Teil sie sind, als auch die Kultur, die sie selbst schaffen. Eickhoff unterscheidet daher Natur- und Kulturpflege voneinander. Naturpflege bedeutet für ihn, dass der Mensch sich selbst und andere Menschen sowie Tiere und Pflanzen pflegt. Er ist dabei der Göttin Tellus verbunden, aus deren Erde sein Körper besteht. Kulturpflege bedeutet für Eickhoff die Weitergabe von Wissen und Können sowie

39 Ebenda, S. 21.
40 Ebenda, S. 15.
41 Ebenda, S. 26.

von Überlieferungen und von Artefakten an andere Menschen.[42] Dabei ist er dem Gott Jupiter verbunden, der ihm Geist eingehaucht hat.

Interessanterweise ist eine Bedeutungskomponente des Wortes Kultur sowohl im Lateinischen als auch im Deutschen *Pflege*. Die sprachliche Herkunft des deutschen Wortes Kultur verweist auf das lateinische Verb *colere* und davon abgeleitet *cultura*. Das Verb *colere* bedeutet im Lateinischen »pflegen«, »den Acker bestellen«, aber auch »verehren« und »anbeten«. Das lateinische Wort *agri cultura* lässt die Bezogenheit auf die Natur beziehungsweise den Ackerbau noch gut erkennen: »Ackerbau ist der Beginn bewusster Sorge und Sorgfalt. Im Hegen und Pflegen wird das Potenzial, über das der Erdboden verfügt, genutzt.«[43]

Neben dem Bezug auf Ackerbau verweist das lateinische Wort cultura auch auf die Bedeutungen *Lebensstil*, *Politik*, *Soziales*, *Ernährung* und schließlich auf *Heilkunde*. Ausgehend von der etymologischen Herleitung umfasst Kultur all das, was Menschen durch ihre Tätigkeit und durch ihr Denken hervorbringen und gezielt weitergeben sowie vorausschauend und reflektiert bewahren. Dies tun sie, indem sie die Natur (das Äußere) sowie sich selbst (das Innere) für bestimmte Zwecke »bearbeiten«. Die Natur bearbeiten Menschen mit Werkzeugen, die sie selbst produzieren. Sich selbst kultivieren sie durch die Produktion von Wissen, Kompetenz und Sinn sowie die Beschäftigung mit dem Transzendenten. Der Philosoph Immanuel Kant (1724–1804) entwickelte sogar ein Programm der Selbstkultivierung[44] des Menschen und hatte damit großen Einfluss auf den Arzt und Begründer der Makrobiotik, Christoph Wilhelm Hufeland (1762–1836), sowie auf die Naturheilkunde.

Von Beginn an ist Pflege mit Kultur verbunden. Sie ist ein unmittelbares Element des menschlichen Daseins, drückt das Weltverständ-

42 Ebenda, S. 59.
43 Ebenda, S. 26.
44 Das Kantsche Programm der Selbstkultivierung findet sich vor allem in seinen Schriften »Über Pädagogik« (1803) und »Anthropologie in pragmatischer Hinsicht« (1798).

nis von Menschen aus und meint weniger eine Tätigkeit, sondern vielmehr eine innere Haltung.[45] Bereits in der Frühgeschichte der Menschheit entwickelte sich die Pflege zu einer hohen Kunst. Lange bildete sie mit der Heilkunde eine Einheit. Aus der Zeit der altgriechischen Medizin sind die Heiligtümer des Asklepios – in der griechischen und römischen Mythologie der Gott der Heilkunst – bekannt. Diese Heiligtümer gingen unter dem Namen *Asklepieion* (Plural: Asklepieia) in die Geschichte ein. Als Pflegetempel diente ein Asklepieion auch praktischen Zwecken der Pflege und Heilkunde – vergleichbar mit einer Art Sanatorium. Ausgestattet waren die Asklepieia mit Bädern und Theater, das heißt, sie waren Heil- und Kulturstätten in einem. Eickhoff vergleicht sie mit einem »Wellness-Zentrum, in dem Körper und Geist kultisch gepflegt werden«.[46] Bekannt wurden die Asklepieia schließlich durch den Tempel- beziehungsweise Heilschlaf: Die Heilsuchenden schliefen auf dem Gelände des Asklepieions, begegneten im Traum Asklepios – dem Gott der Heilung. Dieser stellte eine Diagnose und verkündete eine Therapie. Nicht selten aus dem Repertoire der Diätetik und zu einer Änderung des Lebensstils führend.[47]

Der altgriechische Arzt Hippokrates (460–370 v. Chr.) wird mit dem Asklepieion von Kos, dessen Ruinen noch heute erhalten sind, in Verbindung gebracht. Hippokrates – bekannt als Urvater der modernen Medizin – begründete die Heilkunst als Wissenschaft und betrachtete Medizin und Pflege noch als eine Einheit.[48] Diese Einheit von Medizin und Pflege hat viele Jahrhunderte überdauert. Erst im Mittelalter vollzog sich durch neue Entwicklungen eine allmähliche Trennung. Diese Entwicklung mündete im 19. und 20. Jahrhundert in einer zunehmenden Professionalisierung der Pflege und eine strikte Trennung von Medizin und Pflege in zwei separate Bereiche des Gesundheitswesens. Parallel zu dieser Entwicklung erfolgte eine

45 Hajo Eickhoff: Sinn und Kunst der Pflege. Remedium 2012, S. 59.
46 Ebenda, S. 64
47 Joachim Faulstich: Das heilende Bewusstsein. Wunder und Hoffnung an den Grenzen der Medizin. Knaur 2006, S. 167–183.
48 Hajo Eickhoff: Sinn und Kunst der Pflege. Remedium 2012, S. 64.

Entkulturalisierung der Medizin, die zu einer Einschränkung der Selbstsorge führte und ein neues Narrativ mit sich brachte: das Narrativ vom Patienten und der Macht der Medizin. Wir werden darauf im zweiten Kapitel zurückkommen.

Die Trennung von Pflege und Medizin hat – trotz nachvollziehbarer Gründe und einiger Vorteile – auch eine Schattenseite. Trennt sich die Medizin zu sehr von der Pflege, droht die Gefahr, dass sie Diagnostik und Behandlungen zwar weiter professionalisiert, aber eher in einem rein naturwissenschaftlich-technischen Verständnis betreibt. Ein Verständnis, das den kranken Menschen wie eine Maschine betrachtet und die Einheit des Menschen als ein Wesen mit Körper, Geist und Seele fast vollständig aufgibt. Nicht zuletzt durch die sichtbaren Erfolge dieses an den Naturwissenschaften ausgerichteten Modells hat sich unter Medizinern die reduktionistisch-mechanistische Sicht auf den Menschen durchsetzen können. Statt des kranken Menschen steht nun die Krankheit im Mittelpunkt.

Eine solche Sicht und die damit verbundene Vorgehensweise führen zunehmend dazu, dass die (von der Pflege getrennte) Medizin etwas außerordentlich Wertvolles übersieht und vernachlässigt. Dadurch, dass sie nur noch sogenannte spezifische Wirkmittel gelten lässt, deren Wirkung in Studien nachgewiesen wurde, geraten die Kontexte der Behandlung und sogenannte unspezifische Wirkmittel fast vollständig in den Hintergrund. Dies wird besonders deutlich, wenn Mediziner mit Heileffekten konfrontiert werden, die sie im Rahmen ihrer begrenzten Sichtweise nicht erklären können. Angesprochen sind hiermit sogenannte Placebo-Effekte, die in der medizinischen Forschung sogar als Störgröße herausgefiltert werden. Der finnische Arzt und Professor für Philosophie der Medizin, Pekka Louhiala[49], hat sich damit ausführlich beschäftigt. Placebo-Effekte erfahren bei ihm nicht nur eine Würdigung, sondern eine grundsätzliche Neubewertung. Louhiala geht davon aus, dass Placebo-Effekte an das

49 Pekka Louhiala: Placebo Effects: The Meaning of Care in Medicine. Springer 2020, S. 134.

Wesen der Medizin erinnern. Die Essenz der Medizin war und ist für ihn die Sorge um kranke Menschen und ihre Pflege. Er schließt sein Buch mit einem ethischen Appell, dass die Medizin sich darauf zurückbesinnen möge, dass sie sich als ein humanistisches Projekt zwar »der Wissenschaft bedient, um ihre Ziele zu verfolgen«, ihr praktisches Ziel aber darin besteht, das Leid kranker Menschen zu lindern. Daher müsse sie auch aufhören, Placebo-Effekte zu ignorieren beziehungsweise sie schlechtzureden und damit Patienten zu verunsichern.[50] Er weist nach, dass solide Forschung den positiven Effekt guter Pflege auf Symptome und Wohlbefinden der Patienten belegt. Es ist daher unethisch, diese Wirkung zu ignorieren.

Vom Placebo-Effekt zum Valebo-Effekt

Placebo-Effekte beruhen allerdings nicht nur auf Pflege und Zuwendung von außen. Sie müssen auch keineswegs Ausdruck einer Täuschung sein, wie wir es aus Arzneimittelstudien kennen. Sie drücken vielmehr innere Prozesse der Selbstfürsorge aus, welche die Selbstheilung anregen. Wir schlagen daher das neue Wort Valebo-Effekt vor, das sich als Antwort auf die Erkenntnisse der Placebo-Forschung der letzten Jahre versteht. Dieses neue Konzept hat das Potenzial, das immer noch herrschende Narrativ vom Patienten als dem bloß passiv Leidenden durch das Narrativ eines Agens beziehungsweise Experten in eigener Sache abzulösen. In diesem neuen Narrativ wird Heilung nicht von außen durch Ärzte und medizinische Interventionen »gemacht«. Sie »geschieht« vielmehr von innen heraus durch Bedeutungsgebung und Selbstermächtigung der Betroffenen. In Anlehnung an einen bekannten Spruch, der dem Schriftsteller Mark Twain (1835–1910) zugesprochen wird, kann man sagen, dass sich kein Mensch ohne sein eigenes Einverständnis gesund fühlen kann.[51]

50 Ebenda, S. 121 ff.

51 Der Mark Twain zugesagte Satz lautet: »Kein Mensch kann sich ohne sein Einverständnis wohlfühlen.«

Im Folgenden werden wir den Leser in die Welt der Placebo-Forschung einführen, die das Fundament für das neue Konzept des Valebos bildet und in Kapitel 3 ausführlicher thematisiert wird.[52] Beginnen wir mit einem spektakulären Fall, über den der Wissenschaftsjournalist Jörg Blech[53] in seinem Beitrag zur Macht der Psyche, selbst zum Medikament zu werden, berichtet: Bei einem Erdbeben in Italien 2009 retteten sich 14 schwer an Parkinson erkrankte Patienten trotz ihrer enormen Bewegungsblockaden notgedrungen aus einem eingestürzten Krankenhaus ins Freie. Dabei halfen sie sogar neun ihrer Pfleger durch das Treppenhaus aus dem Krankenhaus heraus. Solche besonderen Ereignisse schaffen es von Zeit zu Zeit in die Medien. Für die Placebo-Forschung sind die Hintergründe, die zu solchen Ereignissen führen können, der tägliche Forschungsgegenstand. Parkinson-Patienten »veranlassen« durch die Kraft der Erwartung ihren Körper zur Ausschüttung von Dopamin, obwohl dies vorher – krankheitsbedingt – nicht mehr möglich schien. Damit verschwinden auch die krankheitstypischen Symptome. Im noch vorherrschenden Denken der Medizin kann das eigentlich nur durch die Gabe von Dopamin erfolgen. Ein weiteres Beispiel sind Beschwerden aufgrund von Kniegelenksarthrose. Diese können nachhaltig verschwinden, auch wenn Probanden nur eine Scheinoperation erhalten haben. Eigentlich sind Symptomverbesserungen doch nur aufgrund einer wirksamen Operation oder einer anderen Behandlungsmethode möglich, oder?

Beginnt man sich mit Placebo-Effekten auseinanderzusetzen, ist es faszinierend zu sehen, was der Körper in Verbindung mit unserer Psyche zu leisten vermag. Sie zeigen, dass Körper und Geist zu mehr in der Lage sind, als allgemein angenommen wird. Das weckt die Hoffnung auf Heilung trotz gängiger Diagnosen und Pro-

52 Wir beziehen uns dabei auf einen Vorgänger des vorliegenden Buches, in dem wir uns ausführlich mit Placebo- und Nocebo-Effekten beschäftigt haben: Hartmut Schröder und Elisabeth Grunwald: Der Placebo- und Nocebo-Effekt. Illusion, Fakten und die Realität. Crotona 2022.

53 Jörg Blech: Zuversicht. Die Macht der Selbstheilung: Jede Behandlung besteht auch aus einem psychologischen Anteil, der wie ein bewährtes Medikament wirken kann. Spiegel Wissen 4, 2013.

gnosen, welche fest in Stein gemeißelt scheinen. Die Unheilbarkeit vieler (meist chronischer) Krankheiten oder Schädigungen wird durch die Fähigkeit des Körpers zur Selbstheilung in ein anderes Licht gerückt. Unser Lebensstil als Einflussmöglichkeit auf unsere Gesundheit tritt in den Vordergrund. Der Fähigkeit des Körpers zur Selbstheilung können wir uns wieder gewahr werden, indem wir darauf achten, was unser Körper tagtäglich sowie in Ausnahmesituationen für uns leistet.

Placebo-Effekte machen weiterhin deutlich, dass eine medizinische Behandlung mehr wirkungsvolle Aspekte aufweist – nicht nur die verwendete Behandlungsmethode. Auch die Kommunikation des Arztes kann darauf Einfluss nehmen, ob beispielsweise eine Spritze schmerzvolle Nachwirkungen hinterlässt oder nicht. Was bereits in Studien nachgewiesen wurde, wird in einem Experiment des Wissensmagazins »Einstein« veranschaulicht.[54] Die Moderatoren bekamen jeweils eine Spritze in beide Oberarme verabreicht. Der Inhalt der Spritzen war gleich. Unterschiedlich waren aber die Aussagen der Ärztin. Positive und neutrale Aussagen verursachten keine Schmerzen, wohingegen die gezielte Information, dass die Spritze Schmerzen verursacht, die entsprechende Wirkung zeigte. Auch die Annahme, dass man ein Medikament nimmt, kann ausreichen, um Symptome zu lindern oder unter Nebenwirkungen zu leiden.

Placebos wirken, weil wir Situationen und Kontexten sowie zwischenmenschlichen Interaktionen immer eine bestimmte Bedeutung geben. Der Medizinanthropologe Daniel Moermann[55] spricht von der *Bedeutungswirkung* (meaning response). Erwartungen und Konditionierungen entstehen. Die amerikanische Sozialpsychologin Ellen Langer[56] konnte durch ihre Forschung beweisen, dass Kontexte

54 SRF Einstein: Wie Worte den Placebo-Effekt auslösen. Online: https://www.srf.ch/.

55 Daniel Moerman: Meaning, Medicine and the ›Placebo Effect‹, Cambridge University Press 2002.

56 Ellen J. Langer: Mindfulness: das Prinzip Achtsamkeit. Die Anti-Burnout-Strategie. Verlag Franz Vahlen 2015. S. 176–183. Ellen J. Langer: Die Uhr zurückdrehen? Gesund alt werden durch die heilsame Wirkung der Aufmerksamkeit. Über die Chancen der Veränderlichkeit aller Lebensprozesse. Junfermann 2011. S. 169.

einen wesentlichen Einfluss auf uns haben. Achtsamkeit im Umgang mit Kontexten machen uns deren Einfluss bewusst. So unterscheidet sie außerdem zwischen dem traditionellen und dem wirksamen Placebo. Das traditionelle Placebo bedarf laut Langer der Täuschung, um einen Einfluss auf uns zu haben, weil es alleine nichts bewirken kann. Das »wirksame Placebo« sind wir selbst.

Eine Botschaft des Placebo-Effekts besteht darin, dass wir selbstwirksam sein können. Im Sinne der Selbstwirksamkeit nutzen wir deswegen ein Wort, in dem diese Qualität bereits in der Bedeutung mitschwingt – *Valebo*. Valebo ist Achtsamkeit in Bezug auf unsere Bedeutungsgebung, aus der die Bedeutungswirkung entstehen kann. Das neue Wort Valebo drückt damit eine innere Haltung aus. Übersetzt bedeutet es: Ich werde gelten – Ich werde gesund sein – Ich werde Einfluss haben.

Im Mittelpunkt unserer Gesunderhaltung und Gesundung stehen wir und die Selbstheilungskraft unseres Körpers und unserer Psyche – während einer Behandlung und darüber hinaus. Dies beinhaltet auch das Zulassen beziehungsweise das Annehmen-Können von Hilfe zur Selbsthilfe, um gezielt Impulse der Selbstheilung anzustoßen. Hier kommt die medizinische und pflegerische Versorgung ins Spiel. Der bereits zitierte Pekka Louhiala[57] macht im Kontext der Placebo-Forschung mit Recht darauf aufmerksam, dass der Placebo-Effekt an die Fürsorge als eigentliche Essenz der Medizin erinnert. Fürsorge und Selbstfürsorge bilden den Rahmen des Valebo-Effekts. Der Arzt als kompetenter Berater kann den Patienten bei seiner Selbstfürsorge unterstützen und den Selbstheilungsprozess begleiten. Der Patient weiß wiederum, dass er selbst einen Einfluss darauf hat, wie es ihm geht.

Wir stehen noch am Anfang von dem, was die Placebo-Forschung für einen Einfluss auf die Behandlung von Krankheiten und das

57 Pekka Louhiala: Placebo Effects: The Meaning of Care in Medicine. Springer 2020.

Verständnis von Gesundheit haben wird. Die Forderung nach einem ehrlichen Placebo, welches die unethische Täuschung überflüssig macht, ist die Offenlegung der Selbstheilungskraft. Eine Täuschung fängt also *nicht* dort an, wo kein wirksames Medikament verabreicht wird. Die Täuschung besteht darin, dass wir den inneren Arzt nicht als vollwertiges Argument der Heilwirkung akzeptieren.

Fazit

Fassen wir zusammen. Ein wesentliches Merkmal menschlicher Existenz ist die Sorge. Sorge in dreifacher Hinsicht:

- die Sorge **um** die Bewältigung der Herausforderungen des Daseins, das heißt das sich **um** etwas, sich selbst und andere sorgen
- die Sorge **für** etwas, sich selbst und andere, das heißt Sorge tragen sowie fürsorglich sein und Vorsorge betreiben
- die Sorgfalt beim Handeln und Tun, das heißt sorgfältig und achtsam sein bei der Sorge für etwas, für sich selbst und andere.

Diese Sorge in dreifacher Hinsicht ist Grundlage und Ausgangspunkt einer jeden Kultur. Sie schafft die Voraussetzungen für ein Miteinander der Menschen in Gemeinschaften. Die Fürsorge, die wir für andere und uns selbst leisten, lässt Placebo-Effekte entstehen oder aktiviert im Sinne des Valebos unsere Selbstheilungskräfte. Das bedeutungsvolle menschliche Miteinander entfaltet in den sozio-kulturell geprägten Heilkünsten sinnstiftend seine Wirkung. Ohne Kultur und Miteinander ist das Überleben für das Natur- und Kulturwesen Mensch nicht möglich.

Mit der Sorge eng verbunden ist das Konzept der Pflege. Pflege ist Sorge für andere in Situationen, wo diese, bedingt durch Krankheit, Verletzung oder Schwäche, sich nicht mehr hinreichend um sich selbst kümmern können. Pflege ist Dienst am Wohl der Gemeinschaft. Sie erfolgt heute weitgehend in einem professionellen Kontext, muss aber durch ein allgemeines Bewusstsein dafür, dass Menschen sich gegenseitig und uneigennützig helfen und unterstützen, sich umeinander kümmern, ergänzt werden. Pflege ist Dienst am notleidenden Menschen und Dienst für die Gemeinschaft. Eine Pflicht, die freiwillig übernommen wird.

Wird die Sorge (in ihrer positiven Bedeutung eines *für*) vernachlässigt, so hat dies die Sorge (in ihrer negativen Bedeutung eines *um*) zur Folge. Kümmern wir uns nicht ausreichend um andere und um die Gemeinschaft, so werden wir früher oder später als Antwort mit Sorge(n) konfrontiert. Diese können wir wiederum nur mit der Sorge im Sinne von Fürsorge und Vorsorge bewältigen. Mit anderen Worten: Wenn wir uns nicht kümmern, haben wir bald Kummer. Und wenn wir Kummer haben und nicht verkümmern wollen, müssen wir uns wieder kümmern, um den Kummer aufzulösen.

In sprachlicher Hinsicht liegt also alles nah beieinander und zeigt, dass Cura zwei Seiten des menschlichen Daseins symbolisiert. Es wundert daher auch nicht, dass es in der römischen Mythologie neben der Cura auch die *Curae* (Plural von Cura) gibt, womit die Göttinnen der Rache gemeint sind. In *Vollmer's Mythologie* heißt es unter dem Stichwort Curae: »Die Sorgen, rächende Göttinnen, welche am Eingange in den Tartarus wohnen; sie haben ihr Lager bei den Seuchen, dem traurigen Alter, dem Gram, drückenden Hunger, der Angst, dem garstigen Mangel.«[58]

Vielleicht sollten wir das als Hinweis nehmen, dass die Göttinnen der Rache strafend eingreifen, wenn die Kinder der Göttin Cura ihr Erbe der Sorge und Pflege vernachlässigen. Wer sich nicht kümmert und sorgt, bekommt Kummer und Sorgen!

58 Vollmer's Mythologie aller Völker, Stuttgart 1874.
Online: http://www.vollmer-mythologie.de

2
Der Sündenfall: Von der Cura zum Mammon

»In dem Augenblick, in dem Fürsorge dem Profit dient,
hat sie die wahre Fürsorge verloren.«

(Bernard Lown)[59]

Die zeitlose Botschaft der Cura: Ideal und Realität

Die Botschaft der Cura ist einfach und klar. Der Mensch ist Teil der Natur und seine körperliche Hülle ist zeitlich begrenzt. Er ist sterblich und nur im Miteinander lebensfähig. Während seines gesamten irdischen Daseins bedarf der Mensch der Sorge. Menschen sorgen für sich und für andere. Sie werden versorgt, wenn Selbstsorge nicht möglich ist oder nicht ausreicht. Sie kümmern sich gemeinsam, dass alles im Gleichgewicht bleibt, der natürliche Kreislauf des Lebens geschützt und gesichert wird. Diese zeitlose Botschaft der Cura wird als Erbe von Generation zu Generation weitergetragen und praktiziert.

Neben der Selbstsorge ist für Menschen die Sorge für andere und die Gemeinschaft existenziell. Sowohl das eigene Leben als auch das der anderen und das Überleben der Gemeinschaft hängen davon ab. Der amerikanische Anthropologe und Verhaltensvorscher Michael Tomasello geht davon aus, dass alle lebensfähigen Organismen eine bestimmte Selbstbezogenheit entwickeln müssen. Diese sorgt sowohl für das eigene Überleben und Wohlergehen als auch für das Hinterlassen von Nachkommen, das heißt für den Erhalt der Spezies.

59 Bernard Lown: Die verlorene Kunst des Heilens. Anleitung zum Umdenken. Suhrkamp 2004, S. 16.

In einem Vortrag an der Stanford University hat sich Tomasello mit der Frage beschäftigt, warum Menschen kooperieren.[60] Als Ergebnis neuerer Studien stellt er fest, dass der Wille zur Kooperation von Menschen auf diesem grundlegenden Eigeninteresse aufbaut. Altruismus und »kooperative Handlungen« sind möglich und zugleich notwendig, da alle Mitglieder einer Gemeinschaft davon profitieren. Seine eigenen Studien mit Kindern haben ergeben, dass diese bereits sehr früh, wenn sie laufen und sprechen lernen, »schon in vielen, wenn auch ganz offensichtlich nicht in allen Situationen hilfsbereit und kooperativ sind«.

Interessanterweise muss dieses soziale Verhalten aber nicht erlernt beziehungsweise von Kindern bei Erwachsenen abgeschaut werden. Es scheint einen natürlichen Ursprung zu haben und einem tiefen Bedürfnis der Kinder zu entsprechen. Erst im Laufe der weiteren Sozialisation wird dieses natürliche altruistische Verhalten von Kindern durch verschiedene Einflüsse eingeschränkt. Tomasello geht davon aus, dass Kinder von klein auf eine »soziale Rationalität« besitzen, indem sie andere wie sich selbst betrachten und sich mit ihnen identifizieren. Sie sehen sich selbst »als einen unter vielen«. Durch gemeinsame Aktivitäten entsteht ein Gefühl der Zusammengehörigkeit und die Überzeugung der gegenseitigen Abhängigkeit: Die individuelle Rationalität wird zu einer sozialen Rationalität.

Dass das menschliche Miteinander in der Realität dennoch nicht unbedingt reibungslos vonstattengeht, widerlegt nicht das Ideal, das durch das Erbe der Cura vermittelt wird. Dieses Erbe kann vielmehr als ein Mittel verstanden werden, einen Ausgleich im Spannungsfeld zwischen einerseits Egoismus und Rivalität sowie andererseits Altruismus und Kooperation zu finden. Wichtig ist, dass immer wieder eine Balance entsteht und das Ganze zusammengehalten wird – auch wenn die Ideale der Cura gestört oder verletzt werden.

60 Michael Tomasello: Warum wir kooperieren. Suhrkamp 2010.

Die sieben Todsünden unseres Gesundheitssystems

Im Folgenden beschäftigen wir uns mit der Realität der Gesundheitsversorgung und vergleichen sie mit dem Ideal der Cura-Botschaft. Dabei lassen wir uns von der Frage leiten, ob bestimmte Grenzen bereits in einem kritischen Ausmaß überschritten wurden und schwerwiegende Dysbalancen bestehen, sodass das Wort Sündenfall gerechtfertigt ist. Der amerikanische Arzt und Nobelpreisträger Bernard Lown[61], von dem das warnende Motto für dieses Kapitel stammt, sieht zwei Kräfte, die die Medizin gegenwärtig im Würgegriff halten: »den Einfluss von Wissenschaft und Technologie sowie die Dominanz der Märkte«.[62]

Um zu verstehen, wie es dazu kommen konnte, dass die Gesundheitsversorgung überhaupt unter den Einfluss der Märkte und der Technologie geraten ist, werfen wir einen Blick auf die Antriebskräfte, die gegenwärtig fast alle Lebensbereiche moderner Gesellschaften bestimmen. Wir beschränken uns dabei auf drei Faktoren:

- Das Prinzip der Gewinnmaximierung: »Alles kommerzialisieren!« – mit der Folge der Kommerzialisierung aller Lebensbereiche.
- Das Prinzip der technischen Machbarkeit in Verbindung mit einem uneingeschränkten Technik- und Wissenschaftsglauben: »Alles technisieren und digitalisieren!« – mit der Folge der Technisierung und Digitalisierung aller Lebensbereiche.
- Das Prinzip der Regulierung: »Alles kontrollieren und regulieren!« – mit der Folge des Eingreifens in natürliche, selbstregulierende Systeme in allen Lebensbereichen.

61 Als Arzt und Menschenfreund ist Bernard Lown (1921–2021) bekannt geworden durch die Erfindung des Defibrillators sowie als Träger des Friedensnobelpreises 1985.

62 Bernard Lown: Heilkunst. Mut zur Menschlichkeit. Schattauer 2015, S. VII.

Vor dem Hintergrund dieser drei Prinzipien und Imperative entstehen hochkomplexe Systeme, die durch das Bedürfnis nach Beschleunigung, Optimierung und Wachstum angetrieben werden. Alles in diesen Systemen soll technisch und ökonomisch reguliert werden. Misstrauen gegenüber natürlichen selbstregulierenden Systemen befördert dabei die Überzeugung, dass künstliche Regulierung der natürlichen Selbstregulation überlegen ist, woraus sich ein weiterer Imperativ ableitet: »Alles besser machen als die Natur!« Geringschätzung und Abwertung der inneren Prinzipien jeder Selbstregulation führen im Ergebnis zu einer Überbewertung Künstlicher Intelligenz (KI) und können – ungebremst – in Maßlosigkeit und der Anmaßung, »Gott zu spielen«, münden.

Die genannten Entwicklungen betreffen alle Lebensbereiche moderner Gesellschaften und wirken sich auch in der Medizin und im Gesundheitswesen aus. Im Brennpunkt stehen im Folgenden solche Tendenzen, die wir als besonders besorgniserregend ansehen, weil sie die Gesundheitsvorsorge3 beeinträchtigen und sich negativ auf die Gesundheit der Menschen auswirken. Wir nennen sie daher metaphorisch die sieben Todsünden, ohne damit in eine theologische oder tugendethische Richtung vorstoßen zu wollen. Mit dem Ausdruck sieben Todsünden meinen wir vielmehr – jenseits der Verwendung des Begriffs in der Religion – anthropologische Konstanten, die als Triebkräfte das Verhalten des Menschen beeinflussen. Der Psychologe Heiko Ernst spricht in dieser Hinsicht auch von »negativen Archetypen menschlicher Charaktere« und bezieht diese ausdrücklich auf Phänomene zeitgenössischer Gesellschaften.[63] Die Wirtschaftswissenschaftler Dominik Enste und Johanna Kary vom Institut der deutschen Wirtschaft haben eine verhaltensökonomische Interpretation der sieben Todsünden vorgenommen und geben Handlungsempfehlungen, wie sich die Motive, die der jeweiligen Todsünde zugrunde liegen, in eine für die Gesellschaft nützliche

63 Heiko Ernst: Die Sieben Todsünden: Heute noch relevant? – Essay. Bundeszentrale für politische Bildung 2014. Online: https://www.bpb.de/shop/zeitschriften/apuz/197969/die-sieben-todsuenden-heute-noch-relevant-essay/

Richtung lenken lassen.[64] Vor diesem Hintergrund scheint uns die metaphorische Verwendung des Ausdrucks *sieben Todsünden* gerechtfertigt und sinnvoll zu sein.

Bevor wir uns nun mit den sieben Todsünden unseres Gesundheitswesens beschäftigen, seien noch einmal die klassischen Todsünden in Erinnerung gerufen. Wir orientieren uns dabei weder im Wortlaut noch in der Reihenfolge an der Verwendung im ursprünglichen (religiösen) Kontext. Vielmehr versuchen wir, für die inkriminierten Eigenschaften solche Wörter zu verwenden, die auch heute verstanden werden. Folgende Todsünden können genannt werden:

1. Maßlosigkeit und Selbstsucht
2. Neid und Missgunst
3. Hochmut und Eitelkeit
4. Geiz und Habgier
5. Wut und Zorn
6. Genusssucht und Ausschweifung
7. Trägheit und Ignoranz

Dass es sich bei diesen Phänomenen um sowohl für den Einzelnen als auch für die Gesellschaft problematische Einstellungen, Gefühle und Verhaltensweisen handeln kann, ist offensichtlich. Aber sie sind – und das ist wichtig – nicht an sich problematisch. Sie werden es erst in Situationen der Übertreibung eines »Zuviel« oder eines »Zuwenig« beziehungsweise dann, wenn andere Menschen negativ betroffen werden. Diese Einschränkung gilt auch bei den von uns ausgemachten Todsünden des Gesundheitswesens. Nicht Ökonomisierung und Technisierung an sich sind das Problem, sondern Übertreibungen und die Funktionalisierung für Zwecke, die nichts mit Gesundheit gemein haben. Jens Baas, der Chef der Techniker Krankenkasse, hat dies in Auseinandersetzung mit dem Ausspruch des Gesundheitsministers Karl Lauterbach (»Wir brauchen weni-

64 Dominik H. Enste und Johanna Kary: Die sieben Todsünden. Verhaltensökonomische Interpretationen und Handlungsempfehlungen, IW-Analysen, Nr. 141, Köln 2021.

ger Ökonomie!«) treffend mit seiner Antwort (»Wir brauchen mehr (kluge) Ökonomie!«) zum Ausdruck gebracht. Er begründet seine Meinung damit, dass Ökonomie im Gesundheitswesen einen »sinnvollen und klugen Einsatz von Ressourcen« bedeuten kann. Was wir aber nicht brauchen – so Baas –, »ist ein skrupelloses Gewinnstreben auf Kosten von Patienten, Beitragszahlern oder Menschen, die im Gesundheitssystem arbeiten«.[65]

Ökonomisierung und Technisierung können im Gesundheitswesen durchaus sinnvoll sein, aber sie dürfen nicht Selbstzweck werden. Wirkliche Sorge im Sinne der Cura erfolgt immer ohne Bedingungen und verfolgt keine weiteren Ziele als die der Sorge selbst: kranke, geschwächte oder verletzte Menschen so lange zu versorgen, bis sie wieder für sich selbst sorgen können. Wirtschaftliches Denken und Handeln, technische Entwicklungen für Diagnostik und Therapie sowie Sichtweisen, die den Fokus auf Einzelphänomene richten, können sinnvoll und wichtig für die Gesundheitsversorgung sein. Zu Todsünden werden sie aber dann, wenn sie überstrapaziert werden und nicht zum Wohl, sondern auf Kosten kranker Menschen erfolgen.

Im gegenwärtigen Gesundheitswesen können folgende sieben Todsünden genannt werden:

1. Die Kommerzialisierung der Fürsorge und Pflege, die die gesundheitliche Versorgung von Menschen der Gewinnmaximierung unterwirft – mit der Folge, dass Gesundheit zur Ware wird.
2. Die Technisierung der Medizin als Selbstzweck, die beansprucht, alles besser zu machen als die Natur – mit der Folge, dass kranke Menschen zu bloßen Objekten werden.
3. Die Medikalisierung des Lebens, die – aus Gründen der Gewinnmaximierung – möglichst jeden als krank und behand-

65 Jens Baas auf Linkedin: https://www.linkedin.com/

lungsbedürftig diagnostiziert – mit der Folge eines Krankheitswahns.

4. Die Entkulturalisierung der Gesundheitsversorgung, die kranke Menschen zu Konsumenten und Kunden einer Gesundheitswirtschaft werden lässt – mit der Folge, dass Selbstsorge und Selbstheilung in den Hintergrund geraten.
5. Die Verdinglichung des Menschen durch das Maschinenmodell des Menschen – mit der Folge der Trennung von *biomechanisch* einerseits und *psychologisch* andererseits sowie der Vernachlässigung psychosozialer Faktoren.
6. Das mechanistisch-reduktionistische Wissenschaftsverständnis, das sich einseitig an Naturwissenschaften und Technik orientiert – mit der Folge, dass nur das erforscht wird, was mess- und zählbar ist.
7. Die Transhumanisierung der Medizin durch den Transhumanismus, die auf die technische Optimierung des Menschen und seine Unsterblichkeit setzt – mit der Folge des Endes des Homo sapiens.

Die hier nur kurz genannten Entwicklungen finden nicht unabhängig voneinander statt. Sie beeinflussen sich gegenseitig und bilden einen unheilvollen Gesamtkomplex, der zurzeit darin gipfelt, dass sogenannte Transhumanisten Menschen sogar ein »ewiges Leben« verheißen. Darin sehen wir nicht nur eine Grenzüberschreitung, sondern die Wiederholung eines Sündenfalls, der in der Mythologie bereits einen Vorläufer hatte. Wir beginnen daher wieder mit einem Mythos. In diesem Mythos geht es um Asklepios[66], von dem im vorherigen Kapitel bereits die Rede war.

66 Wir beziehen uns unter anderem auf die Monografie des Medizinhistorikers Florian Steger: Asklepios. Medizin und Kult. Franz Steiner 2016.

Der Fall des Asklepios

Im Folgenden geht es einerseits um den Fall des Asklepios in der Bedeutung von *Sturz* oder *Tod* sowie andererseits um einen Fall im Sinne einer *Angelegenheit* im Rechtswesen oder in der Medizin. Für Asklepios war es ein tiefer Fall, der mit dem Tod endete. Für uns ist es ein lehrreicher Fall, der uns etwas Wichtiges mitteilen kann.

Wie Cura ist auch Asklepios eine mythische Figur, die für die Geschichte der Heilkunde eine zentrale Rolle spielt. Asklepios ist in der griechischen Mythologie ein Gott der Heilkunst und in der römischen Mythologie unter dem Namen Aesculapius bekannt. Abgeleitet aus seinem Namen ist der Äskulap-Stab, der noch heute als Symbol für Ärzte und Apotheker dient. In der Mythologie war Asklepios zunächst kein Gott, sondern ein Sohn des Gottes Apollon. Apollon (in der römischen Mythologie Apollo) ist der Gott des Lichts, der Künste, der Musik und des Gesangs sowie der Heilkunst. Doch lassen wir die Geschichte sprechen, die wir in Anlehnung an einen Text in der »Mythologie aller Völker« von Vollmer[67] verfasst haben.

Der mächtige Gott Apollon hatte sich einst in eine Sterbliche verliebt, die den Namen Koronis trug. Es dauerte nicht lange und Koronis wurde schwanger von ihm. Während Apollon auf einer Reise war, ließ sie sich mit einem anderen Sterblichen ein. Apollon erfuhr davon, kehrte voller Zorn zurück und schoss seiner Geliebten aus Eifersucht einen seiner Pfeile ins Herz. Er bereute seine Tat, konnte Koronis aber nicht mehr helfen. Bevor ihr Körper auf dem Scheiterhaufen verbrannte, rettete ein Gott namens Hermes das ungeborene Kind aus dem Mutterleib und brachte es in Sicherheit.

Der Zentaure[68] Chiron nahm sich des jungen Asklepios an. Er unterrichtete ihn und führte ihn in die Heilkunst ein, die er selbst be-

67 Vollmer's Mythologie aller Völker (1874). Online: http://www.vollmer-mythologie.de/

68 Ein vierbeiniges Fabelwesen aus der griechischen Mythologie mit einem Pferdeleib und dem Oberkörper eines Mannes.

herrschte. So wurde Asklepios schon früh mit medizinischen Heilpflanzen und Behandlungsmethoden vertraut. Schnell zeigte sich seine Begabung, Leiden zu lindern und kranke Menschen zu heilen. Durch sein medizinisches Wissen und sein chirurgisches Geschick wurde er schon bald zu einer Berühmtheit unter den Heilkundigen seiner Zeit. Sogar schwierigste Krankheiten und schlimmste Verletzungen konnte er heilen. Alles schien möglich zu sein, die Welt stand ihm offen.

Doch eine Grenze gab es, die niemand von den Sterblichen überschreiten durfte: die Grenze zwischen Leben und Tod, zwischen den Göttern und den Sterblichen. Dies galt auch für Asklepios. Aber durch seine Heilerfolge und seine Hilfsbereitschaft geriet er immer mehr in Versuchung, sogar den Tod zu besiegen. Er war schließlich der Sohn des Gottes der Heilkunst und wollte seinem Vater in nichts nachstehen. Das Unglück ließ sich nicht mehr abwenden, als eines Tages ein junger Mann mit dem Namen Hippolytos in einem tragischen Unfall sein Leben verloren hatte. Seine trauernde Familie – unfähig, den Verlust zu ertragen – beschloss, Asklepios um Hilfe zu bitten. Sie trugen den leblosen Körper von Hippolytos zu dem berühmten Heiler und flehten ihn an, Hippolytos wieder ins Leben zu erwecken. Asklepios, berührt von ihrem Leid und voller Mitleid, beschloss, die natürliche Ordnung in diesem Fall zu überschreiten. Er nahm seinen Stab und berührte damit den Körper von Hippolytos. Unter dem erstaunten Blick der Anwesenden kehrte die Wärme in den Körper von Hippolytos zurück, seine Brust hob und senkte sich. Er öffnete die Augen und konnte wieder atmen.

Das Wunder war geschehen: Hippolytos, der Todgeweihte, war ins Leben zurückgekehrt. Die Familie feierte, die ganze Stadt feierte. Bald verbreitete sich die Kunde von der großen Tat des Asklepios im ganzen Land. Asklepios, der große Heiler, war nun Asklepios, der Lebensspender. Die Nachricht ereilte allerdings auch in der fernen Unterwelt den Totengott Hades. Hades war entsetzt über diese ungeheuerliche Tat des Asklepios. Er sah das Geschehene als Grenz-

überschreibung und direkte Verletzung seiner eigenen Macht. Und er befürchtete, dass er keine Seelen mehr für sein Reich bekommen würde, wenn Asklepios weiterhin Tote ins Leben zurückholte. Am Ende könnte sein Reich gar entvölkert werden.

In seiner Not wandte sich Hades an Zeus, den obersten Gott, und bat ihn einzugreifen. Zeus sah die Ordnung der Welt in der Tat bedroht und stimmte zu, dass Asklepios' Macht zu groß geworden war. Er warnte Asklepios eindringlich davor, den natürlichen Lauf von Leben und Sterben zu stören. Doch Asklepios, in seiner unerschütterlichen Hingabe, konnte es nicht lassen, den Menschen zu helfen. Als Zeus von einer weiteren Einmischung erfuhr, zögerte er nicht lange und ließ durch einen Zyklopen[69] einen mächtigen Blitz auf Asklepios schleudern, der das irdische Leben des Heilers beendete. Das natürliche Gleichgewicht war wiederhergestellt.

Dies erzürnte wiederum Apollon, den göttlichen Vater des Asklepios. Voller Wut tötete Apollon den Zyklopen, der die Tat im Auftrag von Zeus durchgeführt hatte. Den gefallenen Asklepios brachte er auf den Olymp und ließ ihn als Gott wiederauferstehen. Als Gott der Heilkunst konnte er weiterhin Leiden der Menschen lindern und Krankheiten heilen. Zurück blieben unter den Sterblichen seine Frau und seine Kinder, die ihr Leben ebenfalls der Heilkunst widmeten.

Soweit der Mythos des Asklepios. In der Mythologie finden sich noch Hinweise auf seine Hinterbliebenen: seine Frau Epione, seine Söhne und auch seine Töchter. Ausnahmslos werden alle mit verschiedenen Aspekten der Heilkunst und der Gesundheit in Verbindung gebracht. Epione wurde die besondere Fähigkeit zugesprochen, Schmerzen lindern zu können. Die Söhne Machaon und Podaleirios wurden mit den späteren Kult- und Heilstätten sowie mit der Chirurgie in Verbindung gebracht. Im Trojanischen Krieg sollen sie

69 Ein Fabelwesen aus der griechischen Mythologie: Riese mit nur einem, mitten auf der Stirn sitzenden Auge.

verwundete Krieger behandelt und geheilt haben, darunter den berühmten griechischen Helden Menelaos.

Eine besonders herausragende Rolle spielen aber die beiden Töchter des Asklepios, die sogar im Hippokratischen Eid einen prominenten Platz direkt nach Apollon und ihrem Vater Asklepios erhalten haben: Hygeia und Panakeia. Im ersten Satz des Eides heißt es: »Ich schwöre bei Apollon, dem Arzt, und Asklepios' und Hygieia und Panakeia und allen Göttern und Göttinnen, indem ich sie zu Zeugen rufe, dass ich nach meinem Vermögen und Urteil diesen Eid und diese Vereinbarung erfüllen werde.«[70] Hygieia ist die personifizierte Gesundheit – Panakeia symbolisiert das Heilen mit Pflanzen. Aus beiden Namen entstehen später wichtige Bezeichnungen: Von Hygeia abgeleitet ist unser heutiges Wort *Hygiene*; von Panakeia abgeleitet ist das Wort *Panazee* in der Bedeutung von ›Allheilmittel‹.

Die Cura-Fabel und der Fall des Asklepios im Vergleich

Wie in der Cura-Fabel geht es auch im Fall des Asklepios um etwas, das man am besten mit dem Wort *Gleichgewicht* beziehungsweise *Balance* bezeichnen kann. Eine solche natürliche Ordnung sollte nicht gestört werden. Der Tod soll als Teil eines natürlichen Zyklus respektiert werden. Die verschiedenen Kräfte in der Natur sollen untereinander in *Harmonie* stehen und einen *Kosmos* bilden. Das Wort *Harmonia* bedeutet im Altgriechischen »Eintracht« und »Ebenmaß«. Das Wort *Kosmos* bezeichnet einen Zustand, in dem alles wohlgeordnet ist und zusammengehört: eine »schöne Ordnung«. Greift der Mensch zu sehr in diese natürliche Ordnung beziehungsweise in das natürliche Gleichgewicht ein, entstehen Chaos und Krankheit. Ein Wiederherstellen des Gleichgewichts wird notwendig.

70 DocCheck Flexikon. Online: https://flexikon.doccheck.com/de/Hippokratischer_Eid

Interessant ist ein Vergleich der Cura-Fabel mit dem Asklepios-Mythos. Während in der Cura-Fabel die Unstimmigkeiten zwischen den Göttern durch einen klugen Schiedsspruch im Interesse aller Beteiligten gelöst werden können, kommt es im Fall Asklepios zum Eklat. Die Götter verhandeln nicht mehr miteinander, sondern agieren durch Bestrafung, Entmachtung und Vernichtung. Trotz der Tabuverletzung geht es für Asklepios allerdings noch gut aus: Sein Leben als Sterblicher ist zwar zu Ende, aber er kann im Olymp als Gott der Heilkunst weiterwirken.

Nicht so glimpflich endet die gleiche Tabuverletzung in dem Märchen »Gevatter Tod« der Gebrüder Grimm – eine ähnliche Erzählung wie der Mythos des Asklepios. In »Gevatter Tod« wird der Tod zum Taufpaten eines Mannes, der nur diejenigen mit einem speziellen Kraut heilen darf, die nicht unheilbar krank sind. Durch die ihm vom Tod verliehene Kraft wird er zum besten Heiler der Welt. Aber – wie Asklepios – gerät auch er in Versuchung. Als er eines Tages einen König und dessen Tochter – beide dem Tod geweiht – heilt, entscheidet der erzürnte Tod, als Strafe ihn selbst an ihrer Stelle mitzunehmen.

Beide Geschichten geben zu verstehen, dass es Grenzen gibt. Grenzen, die zu beachten sind und nicht überschritten werden sollten. Auch wenn es verlockend ist, in die Natur und in den natürlichen Zyklus von Leben und Tod einzugreifen, sollten wir nicht vergessen: Jeder Eingriff in die Naturgesetze kann schwerwiegende Folgen mit sich bringen. Diese müssen keineswegs – anders als im Mythos des Asklepios – als Strafe und durch erzürnte Götter erfolgen. Wer ein Gleichgewicht stört, hat immer mit Konsequenzen zu rechnen. Insbesondere in der Medizin ist daher Respekt vor den Grenzen des Handelns und ein ausgeprägter Sinn für das Gleichgewicht von allergrößter Bedeutung. Natürlich können und sollen die Möglichkeiten moderner Technik für humanitäre Zwecke genutzt werden, geht es doch darum, Leid zu lindern und kranke Menschen bei der Heilung zu unterstützen. Ethik und Menschlichkeit müssen dabei aber die

Grundlage sein und den Rahmen für jedwedes Eingreifen bilden. Eingreifen ist dann kein *Machen* im Sinne von *Macht* und *Kontrolle* ausüben. Es ist vielmehr mit dem Konzept des *für etwas/für jemanden sorgen* verbunden, sodass Achtsamkeit und Sorgfalt unverzichtbar sind. Die Botschaft der Cura und der Fall des Asklepios sollten uns immer wieder daran erinnern.

Neue Wörter für neue Konzepte: Die Sprache bringt es an den Tag

Dass die Realität der Versorgung von kranken, schwachen und verletzten Menschen nicht mehr viel mit dem Ideal der Cura gemein hat, offenbart sich bereits in der Sprache. Die Wörter, die wir beim Sprechen über Sorge und Pflege gebrauchen, bringen es an den Tag. Sie zeigen, aus welchem Blickwinkel die Gesellschaft heute auf die Gesundheit ihrer Mitglieder schaut. Der Arzt und Medizinethiker Giovanni Maio hat dazu ein Buch mit dem bezeichnenden Titel »Geschäftsmodell Gesundheit« geschrieben. Er zeigt auf, wie der Markt die Heilkunst gerade abschafft. Im Vorwort konstatiert der Chirurg Bernd Hontschik, dass das alte Wort *Gesundheitswesen* von dem neuen Wort *Gesundheitsindustrie* abgelöst wird. Dieses neue Wort ist allerdings ein Oxymoron, das heißt ein Widerspruch in sich: Denn das Gesundheitswesen gehört zu unserem Sozialsystem – die Gesundheitsindustrie ist aber Teil des Wirtschaftssystems.[71]

Der Wandel in der Sprache zeigt deutlich das neue Denken an und lässt erahnen, in welche Richtung dieses führen wird. Im Folgenden beschäftigen wir uns daher näher mit der Bedeutung der verschiedenen Zusammensetzungen mit dem Wort Gesundheit. Wir beginnen mit dem fast schon antiquiert lautenden Wort *Gesundheitswesen*, das im Digitalen Wörterbuch der deutschen Sprache (DWDS) mit der folgenden Bedeutung belegt ist: »Gesamtheit der (staatlichen) Ein-

71 Bernd Hontschick: Vorbemerkung zum Buch von Giovanni Maio: Geschäftsmodell Gesundheit. Wie der Markt die Heilkunst abschafft. Suhrkamp 2014, S. 9.

richtungen, die der Gesunderhaltung und Krankheitsbekämpfung dienen.« In der Wortverlaufskurve finden sich erste Belege für das Wort bereits in der ersten Hälfte des 19. Jahrhunderts. Seit Beginn des 20. Jahrhunderts erfährt das Wort eine regelrechte Karriere. Ein rückläufiger Trend lässt sich aber bereits seit Mitte der 1970er-Jahre erkennen. Ein möglicher Grund dafür könnte darin liegen, dass Wortbildungen auf das Letztglied *-wesen* überhaupt zurückgehen, wenn die Bedeutung von *-wesen* darin besteht, die »Gesamtheit der entscheidenden, bestimmenden inneren Eigenschaften einer Sache, die ihre besondere, eigentümliche Art ausmachen«, auszudrücken. Als Belege dafür können die Wörter Bildungswesen, Militärwesen, Staatswesen dienen, die in ähnlicher Weise wie das Wort Gesundheitswesen sowohl die Gesamtheit der Einrichtungen einer Institution als auch »das Grundlegende, die Eigenart« des Erstgliedes zeigen können.

Mit dem Rückgang des Wortes Gesundheitswesen geht der Siegeszug des Wortes *Gesundheitssystem* einher, dessen Frequenz seit Beginn der 1980er-Jahre stark ansteigt. Die Bedeutung beider Begriffe ist aber nicht gleich. Der DUDEN definiert das Wort *Gesundheitssystem* als »(öffentliches) System, nach dem die medizinische Versorgung der Bevölkerung politisch, sozial und finanziell geregelt ist«. Die Personen, um die es im Gesundheitssystem geht beziehungsweise die dort mitwirken, werden mit juristischen Termini aus dem Sozialgesetzbuch bezeichnet. Ausgehend von *Leistungen*, die im Gesundheitssystem erbracht werden, unterscheidet man Leistungs*empfänger*, Leistungs*erbringer*, Leistungs*finanzierer* und Leistungs*zahler* sowie staatliche Einrichtungen, Interessenverbände, die Medizin und Gesundheitswissenschaften.[72] Ist das Wort Gesundheitssystem auf die medizinische Versorgung mit bestimmten Leistungen gerichtet, so ist das Gesundheitswesen – laut DUDEN – als eine »Gesamtheit der öffentlichen Einrichtungen zur Förderung und Erhaltung der Gesundheit, zur Bekämpfung von Krankheiten oder Seuchen« zu verstehen.

72 Online: https://de.wikipedia.org/wiki/Gesundheitssystem

Seit den 1930er-Jahren ist parallel zu *Gesundheitswesen* auch das Wort *Gesundheitsversorgung* zu belegen. Es wird seit den 1950er-Jahren mit wachsender Tendenz verwendet. *Versorgung* wird in Bezug auf Gesundheit im DWDS als »das Zukommen-Lassen, Zuteilwerden-Lassen medizinischer, pflegerischer, therapeutischer o. ä. Hilfe, Betreuung« verwendet. Das Robert-Koch-Institut definiert das Wort in seiner Berichterstattung noch etwas genauer: »Die Gesundheitsversorgung umfasst alle Organisationen, Strukturen und Prozesse, die der Förderung der Gesundheit, der Vorbeugung von Krankheiten, der medizinischen und therapeutischen Behandlung, der Rehabilitation und der Pflege dienen.«[73] Es ist möglich, dass das Wort Gesundheitsversorgung das ältere Wort *Gesundheitsfürsorge* abgelöst hat. Dieses ist erstmals in den 1870er-Jahren zu belegen, steigt dann stark an und fällt in den 1950er-Jahren wieder ab. Die Bedeutung des Wortes war beziehungsweise ist: »(staatliche) Fürsorge zur Beseitigung oder Vorbeugung gesundheitlicher Notstände«.

Seit Anfang der 1970er-Jahre ist das Wort *Gesundheitsindustrie*, das Giovanni Maio in seinem Buch benutzt, belegbar. In den 1950er-Jahren kommt der Terminus *Gesundheitsmarkt* hinzu. Der Begriff *Gesundheitswirtschaft* ist hingegen noch nicht in den gegenwartssprachlichen lexikalischen Quellen des DWDS vorhanden.[74] Das DWDS gibt lediglich einen allgemeinen Hinweis und eine Verlaufskurve des neuen Wortes. Daraus zu ersehen ist mit Ende der 1990er-Jahre eine rasch steigende Frequenz. In Abgrenzung zu den Begriffen Gesundheitssystem und Gesundheitswesen kann man den Begriff Gesundheitswirtschaft als einen Sammelbegriff für die Gesamtheit aller Wirtschaftszweige verstehen, die etwas mit Gesundheit zu tun haben.[75]

73 Online: https://www.rki.de/DE/Content/GesundAZ/V/Versorgung/Versorgung_inhalt.html#:~:text=Die%20Gesundheitsversorgung%20umfasst%20alle%20Organisationen,Rehabilitation%20und%20der%20Pflege%20dienen

74 Auch im DUDEN (https://www.duden.de) erhält man noch keinen Treffer bei dem Stichwort Gesundheitswirtschaft.

75 Online: https://de.wikipedia.org/wiki/Gesundheitswirtschaft

Wenig hilfreich bei der Abgrenzung und Klärung der verschiedenen Begriffe ist übrigens die Webseite des Bundesministeriums für Gesundheit (BMG). Will man verstehen, was der Unterschied zwischen Gesundheitswesen, Gesundheitssystem und Gesundheitsversorgung ist, so hinterlässt einen die Lektüre des folgenden Textes auf der Webseite des BMG eher irritiert zurück. Dort heißt es: »In Deutschland gibt es ein qualitativ hochwertiges *Gesundheitssystem*. Dieses gilt es, mit Blick auf Herausforderungen wie den demografischen Wandel und die Digitalisierung zu sichern. (…) Insgesamt geht es im Handlungsfeld *Gesundheitsversorgung* darum, wie das *Gesundheitswesen* gestaltet werden muss, um die Menschen bedarfsgerecht zu versorgen.«[76] Ein Schaubild des BMG vermittelt jedoch eine Übersicht über die Komplexität von Institutionen und Zuständigkeiten im deutschen Gesundheitssystem sowie die Einbindung der verschiedenen »Akteure«.[77] Auch die Bedeutung der Gesundheitswirtschaft wird unterstrichen. Mit einem Anteil von 12,1 Prozent am Bruttoinlandsprodukt hat diese »eine erhebliche ökonomische Bedeutung für den Standort Deutschland«. Die Gesundheitswirtschaft wird vom BMG als »eine Wachstumsbranche auf Expansionskurs« bezeichnet, die stärker als das Bruttoinlandsprodukt wächst.[78] Die eigentliche Berichterstattung über die Gesundheitswirtschaft findet aber nicht im BMG statt, sondern im Bundesministerium für Wirtschaft und Klimaschutz (BMWK), das jährlich eine »Gesundheitswirtschaftliche Gesamtrechnung«[79] vorlegt. In dieser Gesamtrechnung werden »alle Waren und Dienstleistungen mit Gesundheitsbezug« in Deutschland erfasst. Laut Angaben des BMWK beträgt der Anteil der Gesundheitswirtschaft 2022 mit 439,6 Milliarden Euro 12,7 Prozent der Bruttowertschöpfung in Deutschland. Das bedeutet,

76 Online: https://www.bundesgesundheitsministerium.de/ministerium/ressortforschung/handlungsfelder/gesundheitsversorgung.html

77 PDF-Datei zum Herunterladen: https://www.bundesgesundheitsministerium.de/fileadmin/user_upload/221213_BMG_Infografik_Gesundheitssystem_382x520_barrierefrei.pdf

78 Online: https://www.bundesgesundheitsministerium.de/themen/gesundheitswesen/gesundheitswirtschaft/bedeutung-der-gesundheitswirtschaft.html.

79 Online: https://www.bmwk.de/Redaktion/DE/Textsammlungen/Branchenfokus/Wirtschaft/branchenfokus-gesundheitswirtschaft.html?cms_artId=9e2b2006-028b-43e0-a071-12429d

dass jeden Tag mehr als 1,2 Milliarden Euro Bruttowertschöpfung erbracht werden. Die Wachstumsraten sind enorm und stiegen auch in den Coronajahren 2020 und 2021. Im ersten Coronajahr 2020 betrug das Wachstum zwar »nur« 2,9 Prozent, 2021 aber wieder 5,4 Prozent und 2022 sogar 7,9 Prozent. Einen besonderen Platz räumt das BMWK in seiner Berichterstattung dem Thema Digitalisierung ein und diagnostiziert hier einen Aufholbedarf. Durch Digitalisierung im Gesundheitswesen verspricht man sich »hohe Innovationspotenziale für Versorgung, Forschung und Verwaltung sowie neue Geschäftsmodelle für die Gesundheitswirtschaft«.

Den Kernbereich der Gesundheitswirtschaft bildet nach Angaben des BMG der sogenannte *erste Gesundheitsmarkt*. Dazu gehört der gesamte Bereich der klassischen Gesundheitsversorgung, der durch gesetzliche und private Krankenversicherungen sowie durch den Staat und Sozialversicherungsträger finanziert und gestaltet wird. Ergänzt wird dieser Bereich durch den sogenannten zweiten Gesundheitsmarkt, der die durch den Bürger privat finanzierten Produkte und Dienstleistungen mit Gesundheitsbezug umfasst und durch private Anbieter erbracht wird. Eine besondere Dynamik lässt sich in diesem zweiten Gesundheitsmarkt erkennen, der sich – im Gegensatz zum ersten Gesundheitsmarkt – eines weitgehend positiven Images erfreut. Der zweite Gesundheitsmarkt unterliegt nicht dem Kostendruck und damit einer Limitierung der Angebotsmöglichkeiten, wobei nicht zuletzt auch die zeitlichen Ressourcen zu nennen sind. Darüber hinaus kann der zweite Gesundheitsmarkt aber auch die Grenzen des alten mechanistischen Modells von Krankheit sprengen und sich an dem neuen ganzheitlichen Modell von Gesundheit orientieren. Es klingt fast paradox, aber der zweite Gesundheitsmarkt kann viel flexibler auf die Bedürfnisse der Menschen reagieren. Er betrachtet Patienten zwar als *Kunden*, aber die Kundenorientierung erweitert auch den Handlungsspielraum und scheint die Versorgung qualitativ zu ergänzen und zu verbessern. Zum zweiten Gesundheitsmarkt gehören indes nicht nur Wellnessangebote und die sogenannten Individuellen Gesundheitsleistungen, die von Patienten selbst getragen werden müssen. Dazu gehören auch die meisten komplementärmedizinischen Angebote und Maßnahmen der Gesundheitsförderung und Prävention mit Coaching und fließenden Übergängen zur Persönlichkeitsentwicklung. Auch in diesem Bereich kann der zweite Gesundheitsmarkt dazu beitragen, dass sich die im ersten Markt übliche Konsumentenhaltung zugunsten von mehr Selbstverantwortung und Mitwirkung verändert. Der zweite Gesundheitsmarkt entlastet auf diese Weise den ersten Gesundheitsmarkt und trägt ebenfalls positiv zur »Wertschöpfung« bei.

In Deutschland hat der zweite Gesundheitsmarkt 2021 ein Volumen von 160,8 Milliarden Euro erreicht, der erste Gesundheitsmarkt erreichte 384,2 Milliarden Euro.[80] Was das Interesse an komplementärmedizinischen Angeboten (Homöopathie, Naturheilverfahren etc.) betrifft, so berichtet das Institut für Demoskopie Allensbach regelmäßig. Trotz eines Rückgangs in den letzten Jahren sind Akzeptanz und Nachfrage in diesem Bereich weiterhin auf einem hohen Niveau.[81] Die Gesetzlichen Krankenkassen haben diese Entwicklung mittlerweile erkannt und stellen sich auf die neue Situation ein, indem über Wahltarife auch Produkte und Leistungen der besonderen Therapierichtungen durch Kassenpatienten in Anspruch genommen werden können. Auf diese Weise verschmelzen der erste und zweite Gesundheitsmarkt zunehmend miteinander und Forderungen nach mehr Transparenz, Vergleichbarkeit und Qualitätssicherung der komplementären Angebote werden geäußert.

Akute und latente Probleme

Bevor wir uns näher mit den sieben Todsünden unseres Gesundheitssystems befassen, werfen wir noch einen kurzen Blick auf aku-

80 Konsumausgaben ausgewählter Bereiche der Gesundheitswirtschaft auf dem ersten und zweiten Gesundheitsmarkt im Jahr 2021. Online: https://de.statista.com/

81 IfD Allensbach: Homöopathie: Nutzung und Wertschätzung in der Bevölkerung. Allensbacher Kurzbericht, März 2023. Online: https://www.ifd-allensbach.de/

te Probleme, die von den Medien im Kontext Gesundheit frequent aufgegriffen werden. An vorderer Stelle können zurzeit (2023) der Fachkräftemangel im Gesundheitswesen, Engpässe in der Arzneimittelversorgung, Finanzierungsprobleme und der demografische Wandel genannt werden. Hinzu kommen Herausforderungen im Hinblick auf die Behandlung von Long- und Post-Covid und des Post-Vac-Syndroms (Impfschäden) sowie der rasant zunehmenden psychischen Erkrankungen als Folge der Coronakrise. Da Lösungen kurzfristig nicht möglich sind, haben wir es also mit Problemen zu tun, die unser Gesundheitswesen noch länger beschäftigen werden.

Die Problematik des Fachkräftemangels bringt in besonderer Weise zum Ausdruck, wie schwerwiegend die Probleme im Gesundheitssystem derzeit sind. Spätestens durch die Coronakrise ist der – bereits seit Jahren bestehende – Pflegenotstand ins öffentliche Bewusstsein gerückt. Ein Kollaps in der Pflege und damit des gesamten Gesundheitswesens ist nicht mehr von der Hand zu weisen. Ende 2022 spricht die Weltgesundheitsorganisation (WHO) für Europa von Bedrohungen, die eine Zeitbombe seien und sofortiges Handeln erfordern.[82] Hans Henri Kluge, Regionaldirektor der WHO für Europa rechnet ohne eine baldige Lösung »mit schwerwiegenden gesundheitlichen Folgen, mit langen Wartezeiten, mit zahlreichen vermeidbaren Todesfällen und sogar mit dem Zusammenbruch einzelner Gesundheitssysteme« in Europa. Probleme sind nicht nur die akute Personalknappheit, sondern darüber hinaus unattraktive Arbeitsbedingungen und fehlende Bindung von Fachkräften. Dies hat die weitere Abwanderung von Fachkräften zur Folge. Da die Probleme international sind, ist eine Lösung durch die Anwerbung ausländischer Fachkräfte auszuschließen. Mit der Lösung der Probleme in der Pflege sind Zukunft und Entwicklung von Wirtschaft, Gesellschaft und Kultur eng verknüpft.

82 Medizinischer Fachkräftemangel eskaliert: »Sofort handeln, sonst Katastrophe in Europa« (WHO) – Tote wegen Überfüllung. Wo stehen wir? In: Medscape, 18.01.2023. Online: https://deutsch.medscape.com/

Zu den akuten Problemen gehören auch die wachsenden Engpässe bei der Versorgung mit Arzneimitteln, die zu einem entscheidenden Teil hausgemacht sind. Aus Profitgründen wurde die Produktion in Billiglohnländer ausgegliedert, eigene Produktionsstätten weitgehend abgewickelt. Die entstandenen Abhängigkeiten und Unwägbarkeiten (besonders während der Pandemie) sollten als Warnsignal verstanden werden, nachhaltige und resiliente Strukturen aufzubauen.[83]

Neben den akuten Problemen gibt es latente Probleme, die nicht weniger wichtig sind. Sie fallen im Moment zwar (noch) nicht auf, werden aber zu einem bestimmten Zeitpunkt akut. Dazu gehören die mangelnde Gesundheitsförderung und Prävention sowie eine zunehmende Bürokratisierung der Einrichtungen des Gesundheitssystems, die dazu führt, dass – so der Arzt Berndt Birkner – Ärzte und Pflegekräfte nur noch 30 Prozent ihrer Zeit den Kranken widmen können.[84] Zu den latenten Problemen gehören weiterhin die soziale Ungleichheit im Zugang zur Gesundheitsversorgung sowie das Phänomen der Unterversorgung auf der einen Seite und der Überversorgung auf der anderen Seite. Auf das Phänomen der Überversorgung werden wir später eingehen. Zu den latenten Problemen gehören des Weiteren sogenannte stille oder vergessene Epidemien. Gemeint ist damit zum Beispiel die wachsende Einsamkeit von Menschen und daraus resultierende körperliche und psychische Erkrankungen bis hin zu einer erhöhten Mortalität. Die Forschungslage dazu ist erdrückend – sinnvolle psychosoziale Maßnahmen sind aber nicht in Sicht. Noch weniger als die Einsamkeit ist im öffentlichen Bewusstsein eine Epidemie und eine Sucht, die unsere Gesellschaft durch Digitalisierung, Künstliche Intelligenz und virtuelle Welten trifft.

83 Die Bedeutung von Nachhaltigkeit und Resilienz hat auch der Sachverständigenrat Gesundheit & Pflege erkannt und dazu im Frühjahr 2023 ein umfangreiches Gutachten vorgelegt. Vgl. dazu: Sachverständigenrat zur Begutachtung der Entwicklung im Gesundheitswesen: Resilienz im Gesundheitswesen. Wege zur Bewältigung künftiger Krisen. MWV Medizinisch Wissenschaftliche Verlagsgesellschaft 2023. Online: https://www.svr-gesundheit.de

84 Kerstin Kotlar im Gespräch mit Berndt Birkner: Mediziner über Lauterbach-»Reförmchen«. In: Focus-Online, 20.02.2023. Online: https://m.focus.de/

Der Neurobiologe und Psychotherapeut Joachim Bauer hat dazu ein Buch[85] mit dem bezeichnenden Titel »Realitätsverlust« veröffentlicht, das als Weckruf verstanden werden sollte. Er schildert den Prozess der »digitalen Inbesitznahme des Menschen« und berichtet aus seiner ärztlichen und psychotherapeutischen Praxis das daraus entstehende Leid, das vor allem die heranwachsende Generation trifft.

Sowohl die akuten als auch die latenten Probleme im Gesundheitswesen lassen die Frage entstehen, wie es überhaupt so weit kommen konnte. Was hat diese Entwicklung begünstigt beziehungsweise verursacht? Eine Antwort auf diese Fragen wird die weitere Beschäftigung mit den sieben Todsünden geben.

Die Kommerzialisierung des Gesundheitswesens: Die Welt des Profits

Wir beginnen mit der ersten Todsünde, der Kommerzialisierung des Gesundheitswesens. Gleich zu Beginn sei noch einmal darauf verwiesen, dass keineswegs die *Ökonomie* an sich ein Problem darstellt. Ökonomie – richtig verstanden – kann für das Gesundheitswesen sogar eine positive Bedeutung haben. Zu einem Problem wird sie nur dann, wenn ihre Aufgabe nicht richtig verstanden wird. Dazu ist eine kurze Beschäftigung mit der Herkunft des Wortes angebracht. Das deutsche Wort Ökonomie stammt vom altgriechischen Wort *oikonomia* ab. Oikonomia bedeutet so viel wie »Hauswirtschaft«, »Haushaltsführung« oder auch »Verwaltung eines Haushalts«. Es setzt sich aus zwei Teilen zusammen: *oikos*, was »Haus« bedeutet, und *nomos*, was so viel wie »Regel« oder »Gesetz« bedeutet. Ökonomie war im antiken Griechenland die Kunst und Wissenschaft der Verwaltung eines Haushalts. Dabei ging es darum, Ressourcen zu erschließen und sie nachhaltig zu nutzen, Vorräte anzuschaffen und

85 Joachim Bauer: Realitätsverlust. Wie KI und virtuelle Welten von uns Besitz ergreifen und die Menschlichkeit bedrohen. München 2023.

für das Wohlbefinden der Haushaltsmitglieder zu sorgen, ihr Leben zu sichern. Das Wort *oikos* konnte sich auf eine Familie beziehen, aber auch eine Gemeinschaft von Menschen meinen, die miteinander verbunden sind.

Wenn heute bestimmten Akteuren die Ökonomisierung des Gesundheitswesens vorgeworfen wird, ist mit Ökonomie also keineswegs diese ursprüngliche Bedeutung des Begriffes gemeint. Gemeint ist vielmehr das genaue Gegenteil: Vorteile für Einzelne auf Kosten der Gemeinschaft zu erzielen. Gesundheitsminister Karl Lauterbach hat in dieser Hinsicht in einer Twitter-Nachricht Weihnachten 2022 treffend zum Ausdruck gebracht, was unser Gesundheitssystem an der Stelle von zu viel (schädlicher) Ökonomisierung wirklich braucht: »Weniger Gier, mehr Menschlichkeit braucht unser Gesundheitssystem.«[86] Es ist allerdings noch offen, ob dieser guten Weihnachtsbotschaft auch gute Taten des Gesundheitsministers folgen werden.

Dass im Gesundheitswesen derzeit eine Kommerzialisierung stattfindet, hat natürlich einen Kontext. Wir haben diesen bereits angesprochen, als es um die allgemeinen Antriebskräfte moderner Gesellschaften ging. Zu diesen gehören die Kommerzialisierung, Technisierung und Regulierung. Der Soziologe Hartmut Rosa[87] beschreibt diese Antriebskräfte als einen permanenten Drang nach Beschleunigung, Wachstum, Vergrößerung der Reichweite und Kontrolle. Dieser Drang führt – so Rosa – über kurz oder lang »zu einer problematischen, ja gestörten oder pathologischen Weltbeziehung der Subjekte und der Gesellschaft als ganzer«. Da dieses gestörte Weltverhältnis aber nicht nur Folge des Steigerungszwangs, sondern zugleich dessen Ursache ist, kommt es zu einem sich selbst verstärkenden Problemzirkel mit einer systematischen Eskalationstendenz. Alles, was sich steigern lässt, wird kommerzialisiert. Alles, was sich nicht kommerzialisieren und in Geld bewerten lässt, unterliegt hingegen einem Werteverlust. Bildung, zwischenmenschliche Beziehungen sowie Ethik und Spiritualität wir-

86 Online: https://twitter.com/Karl_Lauterbach/status/1607023322709065728
87 Hartmut Rosa: Resonanz. Eine Soziologie der Weltbeziehung. Suhrkamp 2016.

ken allenfalls als Nachhall weiter fort. Der Problemzirkel macht auch vor den Bereichen Medizin und Gesundheitswesen nicht halt. Auch sie werden der »Logik der Ökonomie« unterworfen. Damit werden sie auch Teil des Problemzirkels.

Der Prozess der Kommerzialisierung der Medizin und des Gesundheitswesens ist untrennbar mit einer Schattenseite verbunden. Auf diese weist der Medizinhistoriker und Sinologe Paul Unschuld hin. Er hat mit seinem Buch »Ware Gesundheit« eine umfassende Analyse des Gesundheitswesens und der Medizin in modernen westlichen Gesellschaften vorgelegt. Die zunehmende Kommerzialisierung beschreibt er als eine Metamorphose des früheren Gesundheitswesens zur modernen Gesundheitswirtschaft.[88] Sein kritischer Blick auf die Funktionsweise der Gesundheitswirtschaft und ihre gängigen Praktiken zeigt: Pharmaindustrie, Krankenversicherungen und weitere Akteure im Gesundheitssystem profitieren von dieser Kommerzialisierung. Unschuld sieht als Folge der aktuellen Prozesse das »Ende der klassischen Medizin« und formuliert eine interessante These: »Erstmals in der Geschichte (kann) Krankheit in der Bevölkerung, rein ökonomisch betrachtet, positive Auswirkungen für die Entwicklung der Volkswirtschaft haben.«[89] Kranke werden zur Ressource, und Gesundheit wird zur Ware. Kranke sind für die wirtschaftliche Stärke einer Gesellschaft nicht mehr ein Problem beziehungsweise mit Nachteilen behaftet: Der Kranke ist nun genauso »wertvoll« wie der Gesunde.[90] Patienten sind »lukrative Kunden« einer Gesundheitswirtschaft, in der »industrielle Maßstäbe« wirken. So Unschuld in einem Nachwort der zweiten (erweiterten) Auflage seines Buches. Sein Fazit lautet, dass die Kommerzialisierung des Gesundheitswesens dazu geführt hat, dass »Gesundheit und Krankheit zunehmend unter die Verfügungsgewalt solcher Institutionen geraten, deren Leitmotive in erster Linie finanzieller Art sind, nicht aber die besten medizinischen Interessen der einzelnen Menschen«.[91] Dies erfolgte

88 Paul Unschuld: Ware Gesundheit. Das Ende der klassischen Medizin. C.H. Beck 2009, S. 8.
89 Ebenda, S. 7.
90 Ebenda, S. 54.
91 Paul Unschuld: Ware Gesundheit. Das Ende der klassischen Medizin. Zweite, aktuali-

»ungeachtet unzähliger wohlgemeinter Einzelprogramme und ungeachtet der hingebungsvollen Arbeit vieler medizinisch Tätiger«. Das »Geschäft mit Krankheit« – so die These von Unschuld – ist profitabler als die Sicherung der Gesundheit geworden.[92] Bernard Lown beschreibt in seinem Buch »Heilkunst« die Folgen für die Medizin, wenn sie unter den Einfluss der sogenannten Märkte geraten ist. Sie agiere so, »als wenn es sich bei der Medizin um ein Unternehmen handele«.[93] Der Patient wird dabei immer mehr zu einem Liliputaner und ist schließlich nur noch ein Produkt. Er zählt als eine biologische Maschinerie mit Funktionsproblemen, nicht aber als »fühlendes menschliches Wesen«.[94]

Die Technisierung der Medizin: Die Welt des Messens und Zählens

Bevor wir uns mit der zweiten Todsünde, der Technisierung der Medizin, beschäftigen, bedarf es – wie bei dem Begriff der Ökonomisierung – einer Klarstellung. Technik und Technisierung sind natürlich nicht an sich ein Problem. Sie werden es nur in einer bestimmten Konstellation der Übertreibung. Insbesondere dann, wenn Technik nicht mehr dem Menschen dient, sondern zu einem Selbstzweck degradiert. Ein Zuviel an Technik kann Menschen in ihren Entfaltungsmöglichkeiten beschränken und sie ihrer Selbstwirksamkeit berauben.

Schon sehr früh in der Geschichte haben Menschen damit begonnen, mithilfe von Technik ihre Wirkungsmöglichkeiten zu erweitern. Im Rahmen der Aufklärung hat Immanuel Kant »die Befrei-

sierte Auflage. C.H. Beck 2011, S. 125f.

92 Ebenda, S. 126. Aktuelle Informationen finden sich bei Bernd Hontschik: Heile und Herrsche. Eine gesundheitspolitische Tragödie. Westend 2022. Grundsätzlich zum Thema »Geschäft mit der Krankheit« Harald Walach: Weg mit den Pillen. Selbstheilung oder warum wir für unsere Gesundheit Verantwortung übernehmen müssen. Irisiana 2011, S. 199–213.

93 Bernard Lown: Heilkunst. Mut zur Menschlichkeit. Schattauer 2015, S. VII.

94 Ebenda, S. 214f.

ung des Menschen vom Naturzwang durch die Beherrschung der äußeren Natur mittels Technik und Wissenschaft« gefordert.[95] Herder bezeichnete Menschen im Ergebnis dieses Prozesses als erste »Freigelassene der Schöpfung«.[96] Sie sind durch ihr Bewusstsein dazu in der Lage, die Mitwelt für ihre Zwecke zu gestalten. Dazu schaffen sie Artefakte, die ihnen dabei helfen. Durch Technik (im Sinne von Geräten und Maschinen) und Techniken (im Sinne von Praktiken und Fertigkeiten) können sie über ihre eigene Natur hinauswachsen. Dabei kultivieren und zivilisieren sie sich auch selbst. Diesen Prozess der Zivilisation hat der amerikanische Kulturphilosoph Charles Eisenstein[97] als einen Versuch der Menschen beschrieben, immer mehr Kontrolle über die Natur zu gewinnen, beziehungsweise aus dem Reich der Natur hervorzutreten und sich selbst zum Schöpfer zu machen. In diesem Prozess können sich Menschen von ihrer natürlichen Mitwelt immer weiter entfremden, die sie schließlich nur noch als Umwelt betrachten und zum Objekt ihrer Tätigkeit machen. Sie entwickeln für diesen Zweck neben den bereits genannten Artefakten auch Sprache und Wissenschaften sowie das Geldsystem. Im Ergebnis führt dies zur beinahe vollständigen Objektivierung der Welt durch den Menschen: Alles in der Mitwelt wird zum bloßen Objekt, der Mensch steht im Zentrum und wird zum wichtigsten Einflussfaktor fast aller Prozesse. Neben dieser problematischen Seite gibt es aber auch eine positive Seite. Mithilfe von Technik können Menschen auch Leid lindern sowie ihre körperliche und geistige Leistungsfähigkeit steigern. Dadurch ist viel Segensreiches entstanden, auf das heute kein Zeitgenosse mehr verzichten möchte.

Die Ambivalenz von Technisierung geht bereits aus der Bedeutung des Wortes hervor. Das deutsche Wort *Technik* entstand im 18. Jahr-

95 Dietmar Treichel: Entwicklung des Kulturbegriffs in großen Sprüngen. In: Dietmar Treichel und Claude-Helene Mayer (Hrsg.): Lehrbuch Kultur. Waxmann Verlag. 2011, S. 19.

96 Johann Gottfried Herder: Philosophie der Geschichte der Menschheit. In: Sämtliche Werke, Bd. 13. Weidmannsche Buchhandlung 1887, S. 146.

97 Charles Eisenstein: Die Renaissance der Menschheit. Über die große Krise unserer Zivilisation und die Geburt eines neuen Zeitalters. Scorpio 2012.

hundert und wurde vom lateinischen Wort *tecnica* entlehnt. Dieses wiederum geht auf das altgriechische Wort *τεχνικός (technikos)* zurück, einer Ableitung von *τέχνη (technē),* das unter anderem folgende Bedeutungen hat: Fähigkeit, Handwerk, Kunstfertigkeit. Für das deutsche Wort nennt das DWDS vier Hauptbedeutungen:

1. Technik als Anwendung naturwissenschaftlicher und mathematischer Kenntnisse zur Beherrschung der Naturkräfte, um sie für Menschen nutzbar zu machen,
2. Technik als Methode des rationalen Vorgehens bei der Tätigkeit in einem beliebigen Bereich der menschlichen Praxis,
3. Technik als Gerätschaften und maschinelle Einrichtung,
4. Technik als Konstruktion, Mechanik, Aufbau und Wirkungsweise eines Gerätes, das auf mechanischer oder elektronischer Basis funktioniert.

In der Medizin und im Gesundheitswesen spielen vor allem die beiden ersten Bedeutungen eine wichtige Rolle. Sämtliche Bedeutungen drücken eher etwas Positives oder Neutrales aus. Erst durch eine »einseitige, mit einem technischen Imperativ verbundene Entwicklung« kann etwas Problematisches entstehen, wenn etwa Zwischenmenschlichkeit verloren geht.[98] Probleme können sich insbesondere in Gesellschaften ergeben, die sich einer möglichst unbegrenzten Freiheit der Menschen und der »Idee der unbeschränkten Machbarkeit« verschrieben haben.[99] Ein weiteres Problem kann entstehen, wenn das Einkommen von Ärzten von der Verwendung technischer Tests und Prozeduren abhängt. Bernard Lown weist darauf hin, dass unter solchen Umständen »unnötige technologische Interventionen in großer Zahl durchgeführt« werden, ohne dass das Wohl der Patienten im Mittelpunkt steht.[100]

98 Christian Hess und Annina Hess-Cabalzar: Menschenmedizin – Für eine kluge Heilkunst. Suhrkamp 2006, S. 7.
99 Ebenda, S. 17.
100 Bernard Lown: Heilkunst. Mut zur Menschlichkeit. Schattauer 2015, S. VIII.

Probleme können auch aufkommen, wenn die Motivation für den Einsatz von Technik darin besteht, es besser zu machen als die Natur –, wenn die Natur also überlistet werden soll. Dies geschieht zum Beispiel, wenn durch technisches Messen, Kontrollieren und Regulieren die Selbstregulation und Selbstwirksamkeit ausgeschaltet beziehungsweise ersetzt wird und die digitale Kontrolle und Regulation an die Stelle von Fürsorge und Pflege tritt. Auch wenn dies temporär sinnvoll und lebensrettend sein kann, ist ein Zuviel an Kontrolle nicht nur eine Übertreibung, sondern stellt auch ein falsch verstandenes *Sorgen* dar. Das Sorgen in der Tradition der Cura bedeutet gerade nicht kontrollieren, *machen* oder etwas *beherrschen.* Es bedeutet vielmehr *Geduld haben*, *Zeit geben*, etwas *gedeihen* lassen und bisweilen auch einfach *zu warten.* Eine solche Art von Sorge erfolgt nicht aus Angst und einem gesteigerten Sicherheitsbedürfnis sowie aus der Position eines Machers. Sie erfolgt in Demut und versteht sich als bedingungslose Präsenz, als Impulsgeber. Sie sieht Gleichgewicht und Harmonie nicht als einen Zustand, sondern als einen dynamischen Prozess. Eine natürliche Ordnung ist nie perfekt, sie lässt sich nicht quantifizieren und messen, vor allem lässt sie sich nicht herbeizwingen. Künstlich beziehungsweise technisch kann ein Gleichgewicht zwar erzwungen werden, aber es fehlt dann die Qualität der Lebendigkeit. Technisch erzwungene Ordnung ist nicht mehr als eine Stasis.

Das Problem einer übertrieben technisierten Medizin ist, dass sie zur Entstehung eines *Circulus vitiosus* beiträgt, aus dem es kein Entrinnen mehr gibt. Der Prozess beginnt mit der Beobachtung, dass etwas nicht so ist, wie es sein sollte. Es weicht von einem Idealzustand ab, der zu einer Norm bestimmt worden ist. Aus der Beobachtung der Abweichung entsteht Sorge, der der Drang folgt, etwas tun zu müssen, um das Gleichgewicht wiederherzustellen. Da das Zuwarten nicht der Mentalität eines Machers entspricht, muss etwas gemacht werden. Der amerikanische Arzt und Medizinkritiker Robert Mendelsohn hat darauf hingewiesen, dass der alte und erste Grundsatz der Hippokratischen Ethik – *primum nihil nocere* (= vor allem nicht schaden) – in der modernen Medizin abgelöst wurde durch die neue Maxime »unternimm auf jeden Fall etwas«.[101] Das Eingreifen durch Reparieren und Reglementieren soll wieder zu einem neuen (und besseren) Gleichgewicht führen, das fortan aber überwacht werden muss. Die Überwachung erfolgt durch Messungen, deren Ergebnisse mit der Norm verglichen werden. Stellt man Abweichungen fest, so wird erneut repariert und reglementiert. Jede Abweichung führt noch tiefer in die Sorge und Angst, erfordert noch mehr Kontrolle und fördert den Drang nach weiterer Reglementierung. Angst und Sorge einerseits sowie Hochmut und Selbstüberschätzung andererseits sind die Triebkräfte einer solchen Medizin. Sie sind das Gegenteil der Sorge im Sinne der Cura.

Mendelsohn beschreibt in seiner Kritik des modernen Medizinbetriebs, dass nicht mehr gesunder Menschenverstand, sondern »messbare Information« und Zahlen das letzte Wort haben. Am Beispiel von Fieber zeigt er, dass die gemessene Temperatur dem erfahrenen Arzt aber nur im Kontext eines bestimmten Patienten und einer konkreten Situation Aufschluss über dessen Zustand gibt – der Wert an sich ist für ihn sogar »bedeutungslos«.[102] In der Welt der Zahlen wird auch das gezählt, was eigentlich nicht zählt. Das, was wirklich zählt, ist aber selten zählbar.

Sind Technik und Technisierung in einem System erst einmal Selbstzweck geworden, entsteht eine Dynamik, die zu *Kontraproduktivität* führen kann. Mit diesem Begriff beschreibt Ivan Illich eine Eigenschaft von Systemen, Institutionen und Technologien. Diese Dynamik besteht darin, dass das, was ursprünglich dazu gedacht war, unser Leben zu verbessern, einen Wendepunkt erreichen kann und das Wohlergehen von Menschen einschränkt oder sogar verschlechtert. Es wird also ein zunächst hilfreiches »Werkzeug« oder eine sinnvolle Institution übertrieben genutzt beziehungsweise überinstitutionali-

101 Robert Mendelsohn: Bekenntnisse eines medizinischen Ketzers. Über die enormen Gefahren der modernen Medizin und wie man sich davor schützen kann. Verlag Mahajiva 1988, S. 44.

102 Ebenda, S. 9f.

siert. Am Beispiel des modernen Verkehrs zeigt Illich, dass das Auto und der Straßenbau den Verkehr schneller machen sollten, das Gegenteil aber eingetreten ist. Systeme der Gesundheitsförderung, die zunächst der Verbesserung der Gesundheit dienten, können ebenfalls zu einem Wendepunkt gelangen. Sie schaffen dann übermäßige Abhängigkeiten und untergraben die Fähigkeit der Menschen, sich um ihre eigene Gesundheit zu kümmern.

Illich hat den Begriff der Kontraproduktivität auch auf den Bereich der Technik und Technisierung angewendet. In seinem Buch »Selbstbegrenzung« kritisiert er die zunehmende Dominanz von industrialisierter Technologie in der Gesellschaft.[103] Er entwickelt aber auch eine Theorie von »konvivialen« Werkzeugen – also Werkzeugen und Technologien, die dem Menschen dienen und seine Fähigkeiten erweitern, anstatt ihn zu entmündigen oder zu entfremden.

Das Beispiel der Digitalisierung zeigt, was Illich mit Kontraproduktivität meint. Digitalisierung hatte ursprünglich das Ziel, die Informationsverarbeitung zu beschleunigen, den Zugang zu erleichtern und Daten sicherer zu machen. Paradoxerweise ist auch hier das Gegenteil eingetreten, worauf Gerald Hüther und Robert Burdy in ihrem Buch »Wir informieren uns zu Tode« hinweisen.[104] Fragt man sich einmal, was passiert beziehungsweise welche Folgen es hat, wenn man immer mehr digitalisiert, so ist die Antwort einfach: Es führt dazu, dass wir auch weiterhin immer mehr digitalisieren. Denn es entstehen immer mehr Daten, die nur durch weitere Digitalisierung bewältigt werden können – ein *Circulus vitiosus* beziehungsweise ein Exzess!

Eine solche Kontraproduktivität ist allerdings nicht unvermeidlich. Mit Sorgfalt und Ethik sowie auf der Grundlage von Illichs Theorie der »konvivialen« Werkzeuge könnten viele Probleme vermieden

103 Ivan Illich: Selbstbegrenzung. Eine politische Kritik der Technik. 3. Auflage. C.H. Beck 2014.

104 Gerald Hüther und Robert Burdy: Wir informieren uns zu Tode. Ein Befreiungsversuch für verwickelte Gehirne. Herder 2022.

oder gelindert werden und Technik für den Menschen entstehen – ohne Kontraproduktivität.

Die Medikalisierung des Lebens: Eine Gefahr für unsere Gesundheit

Was Medikalisierung bedeutet, bringt die einfache Devise eines Dr. Knock zum Ausdruck: »Gesunde Menschen sind nur Kranke, die von ihrem wahren Zustand nichts wissen.« Dr. Knock ist eine fiktive Figur in der Komödie des französischen Schriftstellers Jules Romains[105] – mehrmals verfilmt und Anlass für Glossen in Ärztezeitschriften.[106] Die Geschichte des Dr. Knock ist rasch erzählt: Er übernimmt eine schlecht laufende Landarztpraxis und wird in der Not erfinderisch. Durch geschickte negative Suggestionen macht er bislang gesunde Menschen zu Dauerkranken. Nicht nur seine Kasse klingelt. Auch der Apotheker profitiert und beide machen gemeinsame Geschäfte auf Kosten der vermeintlich Kranken. Eine ganze Kleinstadt erblüht.

Auch wenn es sich bei diesem Film um eine Satire handelt, kann das darin beschriebene »Knock-Syndrom« als Allegorie auf Auswüchse und als Kritik der Zustände im gegenwärtigen Gesundheitssystem gedeutet werden.[107] Mit dem Unterschied, dass die aktuelle Realität die fiktive Geschichte in jeder Hinsicht übertrifft. Denn Medikalisierung findet derzeit in einem nie gekannten Ausmaß statt. Korrekter wäre daher das Wort (Über-)Medikalisierung. Dabei geht es nicht nur um das Geschäft mit der Krankheit im engeren Sinn. Die Medizin erweitert ihren Tätigkeitsbereich auf Gesunde mit dem

105 Jules Romains: Knock oder der Triumph der Medizin. Komödie in drei Akten. Reclam (RUB 9662), Stuttgart 1997.

106 So zum Beispiel im Deutschen Ärzteblatt: S.H. Nolte: Das Knock-Syndrom: Gesunde sind Kranke – sie wissen es nur noch nicht. In: Dtsch Arztebl 2010; 107(10): A-436/B-387/C-379.

107 Siehe hierzu S.H. Nolte: Dr. Knock und der »Knockismus«, oder warum das Gesundheitswesen ein Selbstläufer ist. In: Kinder- und Jugendarzt, 41. Jg. (2010), Nr. 9. Online: http://www.pph34.de/wp-content/uploads/2011/10/KnockfinalKJA.pdf

Angebot der Optimierung von Gesundheit, Leistungsfähigkeit und Aussehen. Sie wird zu einem Reparaturbetrieb und handelt mit dem »Produkt Mensch«, wie es Paul Unschuld ausgedrückt hat. Körper und Geist werden als »verbesserungswürdig und verbesserungsfähig« dargestellt. Der menschliche Organismus wird genormt – Abweichungen von der Norm werden als behandlungsbedürftig erklärt. Die Medizin wendet sich der »Qualitätssteigerung des normalen Organismus« zu.[108] Alles, was pathologisiert werden kann, wird pathologisiert – wenn man damit Geschäfte machen kann. Aspekte des Lebens, die einst als normal oder natürlich angesehen wurden, werden nun als medizinische Probleme betrachtet, die behandelt oder »geheilt« werden müssen. Illichs Kritik an der Medikalisierung ist besonders relevant angesichts der zunehmenden Pathologisierung normaler Lebensphasen und -zustände. Pathologisiert wurden zum Beispiel Symptome der Menopause der Frau, die dann mit künstlichen Hormonen behandelt wurden. Im Nachhinein weiß man, dass als Folge Frauen an Krebsleiden gestorben sind.[109]

In einer Zeit, in der immer mehr Aspekte des Lebens medikalisiert werden, fordert Illich dazu auf, dieses Phänomen kritisch zu hinterfragen. Denn nicht zuletzt durch die Medikalisierung hat die Medizin »sich zu einer ernsten Gefahr für die Gesundheit entwickelt«: »Die lähmenden Folgen einer von professionellen Standesorganisationen ausgeübten Kontrolle über das Gesundheitswesen erreichen mittlerweile die Ausmaße einer Epidemie.« Illich hat für diese neue Epidemie des krank machenden medizinischen Fortschritts auch eine passende Bezeichnung gefunden: Iatrogenesis.[110] Mit diesem Begriff meint er gesundheitliche Schäden in Folge medizinischer Diagnostik und/oder Behandlungen sowie Nebenwirkungen von Medikamenten und anderen Interventionen durch Ärzte. Illich argumentiert, dass die moderne Medizin oft mehr Schaden als Nutzen an-

108 Paul Unschuld: Ware Gesundheit. Das Ende der klassischen Medizin. C.H. Beck 2009, S. 108.

109 Ebenda.

110 Ivan Illich: Die Nemesis der Medizin. Von den Grenzen des Gesundheitswesens. Rowohlt 1995, S. 9.

richtet. Er hinterfragt die Annahme, dass immer mehr medizinische Versorgung zu besserer Gesundheit führt. Dem entgegen behauptet er, dass dies zu übermäßiger Abhängigkeit von medizinischen Fachleuten führt. Es trägt zur Entmenschlichung des Gesundheitswesens und zur Vernachlässigung der persönlichen Verantwortung für die eigene Gesundheit bei.

Dass die frühen Warnungen von Ivan Illich vor einer Medikalisierung des Lebens berechtigt waren, zeigen auch Übertreibungen in Diagnostik und Therapie des medizinischen Alltags. Diese schaden Menschen einerseits und machen sie dadurch andererseits wieder behandlungsbedürftig. Ein perfides System, das der britische Gastroenterologe Seamus O'Mahony 2019 in seinem Buch mit dem bezeichnenden Titel: »Can Medicine be cured? The Corruption of a Profession« als eine »industrialisierte Kultur des Exzesses« bezeichnet hat.[111] In Deutschland mahnte – ebenfalls 2019 – kein Geringerer als Ferdinand Gerlach, der Leiter des Sachverständigenrates zur Begutachtung der Entwicklung im Gesundheitswesen, dass Patienten vor »zu viel und falscher Medizin« geschützt werden müssen.[112] Gerlach warnte vor Überversorgung und Übertherapie, durch die Patienten Leid zugefügt wird. Im September 2019 richtete sich schließlich ein ärztlicher Appell unter dem Motto »Rettet die Medizin« an die Öffentlichkeit. Die Verfasser sahen es als fahrlässig an, Kliniken und damit auch die Patienten »den Gesetzen des freien Marktes zu überlassen«.[113] In dem Aufruf wird beschrieben, dass das sogenannte Fallpauschalen-System zu einem fatalen Effekt führt: »Patienten rechnen sich – egal wie krank sie sind – in diesem System vor allem, wenn an ihnen viele ›Prozeduren‹ durchgeführt werden.« Nicht ökonomisch interessant ist allerdings, wenn Ärzte mit Patienten sprechen »oder wenn sie Patienten erst beobachten, bevor sie in un-

111 Seamus O'Mahony: Can Medicine Be Cured? The Corruption of a Profession. Apollo 2019.

112 Claudia Ehrenstein: Interview mit Ferdinand Gerlach: »Wir müssen Patienten vor zu viel und falscher Medizin schützen.« In: DIE WELT, 01.03.2019. Online: https://www.welt.de/

113 Ärzte Appell Medizin für Menschen. STERN, 01.10.2019. Online: https://www.stern.de/gesundheit/aerzte-appell-im-stern--rettet-die-medizin--8876008.html

gezielten Aktionismus verfallen«. Kommerzialisierung und Medikalisierung hängen eng miteinander zusammen. Sie fügen Menschen Leid zu und verursachen möglicherweise einen nicht unerheblichen Prozentsatz der Sterbefälle. Ein Artikel im Deutschen Ärzteblatt beschäftigte sich 2016 mit einer Studie im Britischen Ärzteblatt *BMJ* (2016), wonach in den USA die Folgen medizinischer Irrtümer die dritthäufigste Todesursache nach Herzerkrankungen und Krebs sind.[114]

Die Medikalisierung gewinnt in den letzten Jahren weiter an Fahrt. Es scheint, dass die Gesellschaft mittlerweile nicht mehr nur von außen medikalisiert wird, sondern sich zunehmend auch von innen heraus selbst medikalisiert. Darauf hat Bernard Lown hingewiesen. Er beschreibt, dass wir durch die Medien rund um die Uhr mit vermeintlichen Gesundheitsinformationen bombardiert werden, die auf neue gesundheitliche Gefährdungen hinweisen und ein Geschäft mit der Angst betreiben. Die Folge: »Jung und Alt thematisieren wie in einer Dauerschleife ihre Leiden.«[115] Der Wissenschaftsjournalist Sebastian Herrmann diagnostiziert einen daraus resultierenden »Krankheitswahn«. In seinem gleichnamigen Buch führt er aus, dass »wir leiden, weil wir uns sorgen – nicht umgekehrt. Und das Perfide an der ganzen Sache ist: Wir leiden und sorgen uns immer mehr, je besser es uns geht.«[116] In der Folge entstehen Gesundheitsängste, die wieder dazu führen, medizinische Diagnostik und Therapie nachzufragen. Die Gesundheitsindustrie schürt unsere Sorgen, und sie macht damit ihre Geschäfte. Herrmann weist darauf hin, dass die Berichterstattung in den Medien der Nährboden für Ängste ist. Die Ängste sorgen dann dafür, »dass sich reale Symptome äußern«.[117]

114 US-Studie: Medizinische Irrtümer dritthäufigste Todesursache. In: Deutsches Ärzteblatt, 04.05.2016. Online: https://www.aerzteblatt.de/nachrichten/66550/US-Studie-Medizinische-Irrtuemer-dritthaeufigste-Todesursache

115 Bernard Lown: Heilkunst. Mut zur Menschlichkeit. Schattauer 2015, S. VII.

116 Sebastian Herrmann: Der Krankheitswahn. Wir sind gesünder, als wir uns fühlen und die Industrie uns glauben lässt. Gütersloher Verlagshaus 2015.

117 Ebenda, S. 28.

Entkulturalisierung, Maschinenmodell und Reduktionismus: Die Verdinglichung des Menschen

Ivan Illich hat neben der Medikalisierung des Lebens eine mit dieser einhergehende Entkulturalisierung der Gesundheitsversorgung beschrieben (vierte Todsünde). Die Entkulturalisierung steht in einem engen Zusammenhang mit dem Maschinenmodell des Menschen (fünfte Todsünde) sowie dem mechanistisch-reduktionistischen Wissenschaftsverständnis (sechste Todsünde) der modernen Medizin. Entkulturalisierung, Maschinenmodell und Wissenschaftsverständnis befördern sich gegenseitig. Das Ergebnis ihres Wirkens ist die Vernachlässigung psychosozialer Faktoren und die Verdinglichung des Menschen. Der Mensch spielt nur noch als Körper und Objekt eine Rolle, nicht mehr als Subjekt und als fühlendes und soziales Wesen. In letzter Konsequenz steht die Krankheit und nicht der kranke Mensch im Mittelpunkt.

Die grundlegende These von Ivan Illich lautete, dass der Medizinbetrieb in westlichen Gesellschaften zu einer *Medizintechnokratie* verkommen ist. Diese Medizintechnokratie stellt – so Illich – ein Hemmnis für ein gesundes Leben dar. Sie entmachtet kranke Menschen in ihrer Rolle als Experten in eigener Sache (Selbstsorge) und führt sie in eine Abhängigkeit von den Einrichtungen der medizinischen Technokratie. Gleichzeitig kolonialisiert sie traditionelle Kulturen, die noch über Wissen und Kompetenz zur Bewältigung von Leid, Gesunderhaltung und Heilung verfügen. Kulturen bieten Deutungs- und Verhaltensmuster zur Orientierung und Bewältigung von Leid an. Sie sind daher von allergrößter Bedeutung.

Das gegenwärtige westliche Gesundheitssystem kolonialisiert traditionelle Kulturen und ihre Programme der Gesundheitspflege zugunsten eines Systems von bloßen Techniken. Ursprünglich erfüllten traditionelle Kulturen eine *hygienische Funktion,* indem sie Praktiken vermittelten, »um Schmerz erträglich, Krankheit oder Schwäche verstehbar und den Schatten des Todes sinnvoll zu machen«.[118] Schmerz zum Beispiel kann durch kulturelle Deutungsmuster und Praktiken erträglicher gemacht werden, indem er einerseits als Notwendigkeit interpretiert wird und andererseits Bewältigungsstrategien zu seiner Linderung entwickelt werden. Die folgende Formulierung bei Illich ist bemerkenswert und zeigt, was wir uns antun, wenn wir Schmerzen vollständig aus unserem Leben verbannen wollen: »nur als heilbar aufgefasster Schmerz ist unerträglich«. Kulturen bieten Deutungsmuster und einen Rahmen für die Sinngebung von etwas, was zunächst nicht sinnvoll, ja sogar unangenehm erscheint. Darüber hinaus haben es traditionelle Kulturen seit jeher verstanden, Programme der Gesundheitspflege – oder modern ausgedrückt: der Prävention – anzubieten: »für Essen, Trinken, Arbeiten, Atmen, Lieben, Politikmachen, sportliche Betätigung, Singen, Träumen, Kämpfen und Leiden«.[119] Heilen ist für Illich vor diesem Hintergrund etwas völlig anderes als das Gesund*machen* in der modernen Medizin: es ist »eine traditionelle Art und Weise, Menschen zu pflegen und zu trösten, während sie genesen«.[120]

Die moderne Medizintechnokratie, die Illich auch als »kosmopolitische Zivilisation« bezeichnet, behindert fast alles, was »Verhaltensmuster für Selbstbehandlung und Leiden bieten könnten«. Diese – von Illich vor einem halben Jahrhundert beschriebenen – Tendenzen gewinnen durch Digitalisierung und Künstliche Intelligenz weiter an Dynamik. Dabei treffen Versuche, das Gesundheitswesen zu entkulturalisieren, innerhalb eines Teils der Medizin sogar auf einen fruchtbaren Boden. Denn ein – nicht geringer – Teil der modernen Medizin orientiert sich noch immer nicht an dem biopsychosozialen Modell von Krankheit und Gesundheit. Das biopsychosoziale Modell, auf das wir im nächsten Kapitel näher eingehen werden, hat zwar in offiziellen Stellungnahmen Eingang gefunden, aber der medizinische Alltag geht immer noch von einem reduktionis-

118 Ivan Illich: Die Nemesis der Medizin. Von den Grenzen des Gesundheitswesens. Rowohlt 1995, S. 93.
119 Ebenda, S. 93.
120 Ebenda, S. 93.

tisch-mechanistischen Menschenbild und Wissenschaftsverständnis aus. Menschen werden wie Maschinen betrachtet, deren Defekte repariert werden können, wenn man nur genug Wissen hat und über geeignete technische Mittel verfügt. Damit verbunden ist der Anspruch, es besser als die Natur zu machen. Die Logik der Ökonomie und die technische Machbarkeit ergänzen sich hier und führen zu einer grundlegenden Transformation im Gesundheitswesen. Es entstehen hochkomplexe Systeme, die fast alles überwachen und optimieren können. Gleichzeitig wird beispielsweise dem natürlichen Immunsystem des Menschen als Teil seiner Selbstregulation und Selbstwirksamkeit keine oder nur noch eine geringe Rolle zugesprochen. Alles wird technisch und ökonomisch reguliert, erhält einen Geldwert und wird perfektioniert. Der kranke Mensch wird verdinglicht und bleibt so auf der Strecke.

Aus eigener Erfahrung bestätigt hat das Bernard Lown, der als 96-Jähriger selbst zum Patienten in einer Klinik wurde. In seinen Publikationen hatte er eindringlich davor gewarnt, dass im Klinikalltag Fürsorge und Pflege durch Medizintechnik ersetzt werden. Nun, selbst in der Rolle des Patienten, übertreffen die Erfahrungen seine schlimmsten Befürchtungen: Er erlebt das Krankenhaus wie eine Fabrik und sich selbst »wie ein Werkstück auf dem Fließband behandelt«. Obwohl er einer der bedeutendsten Ärzte ist, fühlt er sich nicht als Partner bei den Entscheidungen, die für ihn und gleichzeitig über ihn getroffen werden. Bernard Lown wurde Patient in einem System, das »noch unpersönlicher geworden war« als von ihm früher beschrieben. Er erlebt genau das, wovor er jahrelang gewarnt hatte: »Ärzte kümmern sich nicht mehr um den Menschen als Ganzes, sondern fragmentiert um Fehlerfunktionen einzelner Körperteile.«[121]

In seinem Buch »Heilkunst – Mut zur Menschlichkeit« hatte Lown zwei Kräfte genannt, welche die Medizin im Würgegriff halten.

121 Stephan Heinrich Nolte: Zum Tode von Bernard Lown. Kämpfer für eine soziale Medizin. In: Dr. med. Mabuse, Zeitschrift für alle Gesundheitsberufe, Nr. 251, 3/2021, S. 14f.

Diese sind: Wissenschaft und Technologie auf der einen Seite sowie die Dominanz der Märkte auf der anderen Seite. Die erstgenannte Macht resultiert – so Lown – aus der nicht zutreffenden Annahme, dass »Ärzte in erster Linie Wissenschaftler« sind.[122] Das verbreitete Maschinenmodell beziehungsweise das verengte Menschenbild der modernen Medizin wird durch die einseitige Orientierung auf Naturwissenschaft und den damit verbundenen »naiven Glauben an die Magie der Technologie« bestätigt und befördert. Verbunden mit dieser Orientierung sind fünf Mythen zu Wissenschaft und Technologie, auf die der Internist Erich Freisleben in seinem Buch »Medizin ohne Moral« hinweist.[123] Er meint damit den Mythos, dass Wissenschaft neutral und »rein« sei; den Mythos, dass Technologie die Menschen retten könne; den Mythos, dass Wissen automatisch Fortschritt erzeuge; den Mythos, dass Spezialistentum besser sei als Generalismus; den Mythos, dass alles Biologie sei. Diese fünf Mythen sind Teil eines Narrativs, das die Grundlage für das Maschinenmodell und das mechanistisch-reduktionistische Wissenschaftsverständnis der Medizin bildet. Es befördert die Entkulturalisierung der Gesundheitsförderung und trägt damit zu den akuten und latenten Problemen des gegenwärtigen Gesundheitssystems bei.

Dass die Entkulturalisierung der Gesundheitsversorgung nicht nur ein Problem für die unmittelbar Betroffenen ist, sondern auch eine Belastung des Gesundheitswesens insgesamt darstellt, zeigt eine wichtige Studie, die bereits vor 20 Jahren veröffentlicht wurde: die Interheart-Studie.[124] Sie belegt den Einfluss von Gesundheitskompetenz, Lebensstil und Prävention auf die Herzgesundheit. Ergebnis dieser internationalen Studie zu Risiken für Herzinfarkt war, dass ca. 90 Prozent des Risikos eines akuten Herzinfarkts in allen Regionen der Welt und in allen Altersgruppen in Verbindung mit neun

122 Bernard Lown: Heilkunst. Mut zur Menschlichkeit. Schattauer 2015, S. VII.

123 Erich Freisleben: Medizin ohne Moral. Diagnose und Therapie einer Krise. Freya 2020, S. 173–178.

124 Einen Überblick über die wichtigsten Ergebnisse der Studie gibt der folgende Artikel: Yusuf, Salim et al.: Effect of potentially modifiable risk factors associated with myocardial infarction in 52 countries (the INTERHEART study): case-control study. In: Lancet vol. 364,9438 (2004): 937–952.

Faktoren stehen: Rauchen, hoher Cholesterinspiegel, hoher Blutdruck, Diabetes, Übergewicht, mangelnde körperliche Aktivität, Fehlernährung, Alkoholkonsum und psychosoziale Faktoren. Diese neun Risikofaktoren machen 90 Prozent des Risikos bei Männern und 94 Prozent des Risikos bei Frauen aus – unabhängig von genetischen oder kulturellen Unterschieden. Alle neun Faktoren hängen eng mit dem Lebensstil zusammen und können durch diesen beeinflusst werden. Mit anderen Worten: Etwa 90 Prozent der Herzinfarkte können durch eine gesunde Lebensweise und Prävention potenziell verhindert werden. Die Entkulturalisierung der Gesundheitsversorgung gefährdet also das Leben von Menschen und ist für einen großen Teil der Kosten bei der Behandlung von vermeidbaren Herzerkrankungen verantwortlich.

Ivan Illich forderte daher ein Umdenken in der Art und Weise, wie wir Gesundheit fördern können. Der Fokus sollte auf Selbstfürsorge und -verantwortung sowie Fürsorge und Pflege durch die Gemeinschaft liegen und nicht die Entkulturalisierung und Medikalisierung fördern. Illich kritisierte, dass die moderne Medizin eine Kultur der Abhängigkeit geschaffen hat, in der Menschen zunehmend auf medizinische Fachleute angewiesen sind, anstatt Verantwortung für ihre eigene Gesundheit und ihr Wohlbefinden zu übernehmen.

Die Schattenseite der Verdinglichung: Überleben im Hospiz?

Die Schattenseite zunehmender Verdinglichung des Menschen durch das Maschinenmodell einer mechanistisch-reduktionistischen Medizin drückt sich in der Vernachlässigung psychosozialer Faktoren aus. Finden auf der einen Seite eine fortschreitende Technisierung und Orientierung an Zahlen statt, so steht auf der anderen Seite durch zunehmende Bürokratisierung weniger Zeit für Fürsorge und Pflege zur Verfügung. Giovanni Maio beklagt die Abschaffung der Geduld, die gerade für Heilberufe unverzichtbar ist. Das medizinische Personal gerät unter Druck und hat immer mehr Belastungen auszuhalten. Es reagiert mit physischer und psychischer Erschöpfung, wird selbst behandlungsbedürftig und fällt durch Arbeitsunfähigkeit zeitweise oder durch Aufgabe des Berufes ganz aus. Giovanni Maio beschreibt diese unheilvolle Entwicklung so: »Die moderne Medizin ist durch nichts anderes mehr geprägt als durch den strukturell über sie verhängten Zeitdruck.«[125] Damit einhergehend erfolgt eine »Abwertung der Sorgfalt« mit negativen Konsequenzen für Patienten.[126]

Die amerikanische Ärztin Victoria Sweet[127] zeigt am Fall ihres Vaters, wie gefährlich bestimmte Konstellationen für Patienten im Krankenhaus werden können, wenn es an Geduld und Zeit sowie Kommunikation und Sorgfalt fehlt:

An einem Freitagnachmittag wird der 90-Jährige nach einem Restaurantbesuch mit einem Krampfanfall eingeliefert. In den Jahren zuvor hatte er bereits mehrere Grand-Mal-Anfälle erlitten und war durch Medikamente eingestellt. Vermutlich hatte er aber vergessen, die Medikamente einzunehmen.

Diese Vorgeschichte wird aufgrund mangelhafter Kommunikation im Krankenhaus aber ignoriert. Stattdessen gehen die Ärzte von dem Verdacht eines Schlaganfalls aus, sodass automatisch das Stroke-Protokoll bedient wird und eine Qualitätssicherungsmanagerin für eine leitliniengerechte Diagnostik und Behandlung sorgt.

Der alte Mann bekommt nichts zu essen, wird fixiert und sein Zustand verschlechtert sich dramatisch. Auch die Interventionen der Tochter, die selbst Ärztin ist, können den Prozess nicht aufhalten.

Sie sieht nur noch ein Hospiz als Ausweg für ihren Vater, was aufgrund des ernsten Zustandes auch gestattet wird. Erst im Hospiz wird er wieder als Mensch behandelt:

125 Giovanni Maio: Slow Medicine und die Bedeutung der Geduld für die Medizin. In: Victoria Sweet: Slow Medicine. Medizin mit Seele. Aurum 2019, S. 9.

126 Giovanni Maio: Geschäftsmodell Gesundheit. Wie der Markt die Heilkunst abschafft. Suhrkamp 2014, S. 53 ff.

127 Victoria Sweet: Slow Medicine. Medizin mit Seele. Aurum 2019, S. 15–24.

»Sie taten alles, was das Krankenhaus nicht getan hatte. Sie sahen Vater an und berührten ihn. Sie setzten sich an sein Bett. Sie sprachen mit Mutter. Sie machten sich ein Bild von uns und kamen zu dem Schluss, dass Vater in nächster Zeit nicht sterben würde.« Der alte Mann überlebt den beinahe tödlichen Klinikaufenthalt durch den zeitweisen Aufenthalt im Hospiz, in dem er nicht mehr Patient, sondern Gast ist.

Victoria Sweet nahm diesen Vorfall zum Anlass, sich näher mit den Ursachen einer solch gravierenden Fehlkommunikation zu beschäftigen. Sie studierte die umfangreiche Patientenakte ihres Vaters und kommt zu dem Schluss, dass alles qualitätsgesichert war. Nur etwas fehlte, was sie mit den Worten *Präsenz, Aufmerksamkeit, Urteilsvermögen, Freundlichkeit* und vor allem *Verantwortung* benennt: Niemand interessierte sich für die Geschichte des Patienten, die aber das »Kernstück der Medizin« ist. Sweet postuliert: »Es geht darum, die richtige Geschichte zu finden, die wahre Geschichte zu verstehen – unzufrieden zu sein mit einer Geschichte, die keinen Sinn ergibt. Die Gesundheitsversorgung dagegen zerlegt die Geschichte in Tausende winzige Einzelteile (...) für die niemand verantwortlich ist.«[128] In Deutschland ist die Situation nicht unbedingt besser. Eine Studie[129] der Cambridge University zeigt, dass für jeden Patienten in Deutschland 2002 im Schnitt 7,6 Minuten blieben – weit weniger als in den meisten anderen europäischen Ländern. Das Schlusslicht weltweit ist mit 48 Sekunden Bangladesch. Spitzenreiter ist mit 22,5 Minuten Schweden. Dass ein Zuwenig an Zeit auch die Qualität der medizinischen Versorgung beeinträchtigen kann, zeigt ein Beitrag der Tagesschau[130] unter dem bezeichnenden Titel »Ärzte unter Zeitdruck – Medizin im Hamsterrad«.

128 Victoria Sweet: Slow Medicine. Medizin mit Seele. Aurum 2019, S. 24.
129 Greg Irving et al.: International variations in primary care physician consultation time: a systematic review of 67 countries. In: BMJ Open 2017; 7: e017902. Online: https://bmjopen.bmj.com/content/7/10/e017902
130 Melanie Stucke und Gesine Enwaldt: Ärzte unter Zeitdruck. Medizin im Hamsterrad. Online: https://www.tagesschau.de/inland/gesellschaft/arzt-zeitmangel-100.html

Ein Grund für das Zeitproblem ist neben der Personalknappheit nicht zuletzt die zunehmende Bürokratisierung der Medizin: 2020 »fraß« Bürokratie 24 Prozent der Arbeitszeit, die nicht den Patienten gewidmet werden konnte.[131] Die Kassenärztliche Bundesvereinigung (KBV) veröffentlicht seit 2016 einen Bürokratieindex für die vertragsärztliche Versorgung. Er stellt transparent dar, wie viel Zeit die niedergelassenen Ärzte, Psychotherapeuten und ihre Angestellten im Jahr für Verwaltungsarbeit infolge von Vorgaben der gemeinsamen Selbstverwaltung aufwenden. Aktuell (2022) wird zum Beispiel ein höherer zeitlicher Aufwand für die elektronische Arbeitsunfähigkeitsbescheinigung beklagt. Möglicherweise ein Beispiel für Kontraproduktivität im Sinne von Ivan Illich: Man möchte etwas beschleunigen und im Ergebnis verlangsamt es sich doch!

Bernard Lown hat aus seiner langen Erfahrung als Arzt darauf hingewiesen, wie wichtig Zeit ist. Sie ist für ihn der »Mörtel, der die Vertrauensverhältnisse zementiert«. Er vergleicht die Bedeutung von Zeit in der industriellen Produktion von Waren mit der Bedeutung der Zeit in der Medizin: »In der Herstellung von Waren gilt die Zeiteinsparung bei der Produktion eines Konsumartikels als Zeichen der Effizienz. So jedoch nicht in der inneren Medizin! Je kürzer die Begegnung zwischen Arzt und Patient, desto unwirksamer ist der Prozess – und desto höher die Kosten. Je mehr Zeit ein Arzt für das Zuhören und die eingehende körperliche Untersuchung aufwendet, vor allen Dingen bei einer ersten Visite, desto mehr profitieren der Patient und das Gesundheitswesen davon.«[132] Eine wirklich humane Heilkunst ist sowohl eine sprechende als auch eine hörende Medizin – eine Medizin der Beziehungen zwischen Menschen.

Damit keine Missverständnisse hinsichtlich Zeit und Geduld in Medizin und Pflege auftreten, lassen wir noch einmal Giovanni Maio zu Wort kommen. Das Problem ist für ihn nicht, dass bestimmte

131 BIX 2022: höherer zeitlicher Aufwand für die elektronische Arbeitsunfähigkeitsbescheinigung. Online: https://www.kbv.de/html/bix.php

132 Bernard Lown: Heilkunst. Mut zur Menschlichkeit. Schattauer 2015, S. 215.

Arbeitsvorgänge auch »schnell« gemacht oder zeitökonomisch betrachtet werden können. Dies kann sogar im Interesse des Patienten und des Gesundheitswesens sein. Maio sieht ein Problem vielmehr darin, dass »Zeitgewinn zum Selbstzweck geworden ist und damit das Schnellsein um jeden Preis zunehmend zur Normalität wird«.[133] Dies fördert eine schon ohnehin latent vorhandene »Tendenz zum Aktionismus«, der bisweilen mehr schaden als helfen kann: »Übersehen wird vor allem, dass man in Ungeduld schlichtweg nicht wirklich helfen kann« und die Sorgfalt Schaden nimmt.[134]

Die Enthumanisierung der Medizin durch den Transhumanismus

Mit der siebten Todsünde nehmen wir die Bestrebungen des Transhumanismus nach einer »Optimierung des Menschen« (Engl.: *human enhancement*) und der Überwindung des Todes durch Technik ins Visier. In den Bestrebungen des Transhumanismus kulminieren die sechs anderen Todsünden, wodurch eine Synergie entsteht, die einer Bedrohung für die Spezies Mensch gleichkommt: Alles wird kommerzialisiert, technisiert, medikalisiert, reguliert und entkulturalisiert. Der Mensch wird maximal verdinglicht, Wissenschaft wird auf das Mess- und Zählbare reduziert. Die Medizin wird enthumanisiert, der Mensch wird seiner selbst entfremdet. Der Transhumanismus ist damit nichts anderes als ein Exzess, der im Ergebnis die bereits genannte Kontraproduktivität mit sich bringen wird.

Transhumanismus war zunächst ein Ausdruck für eine globale philosophische Bewegung, der es gelang, ökonomische und technisch-wissenschaftliche Eliten für ihre Ziele zu gewinnen. Digitalisierung, Künstliche Intelligenz (KI), Genomik, Robotik und Neurotechnologien wurden als Mittel erkannt, mit denen alles *optimiert*

133 Giovanni Maio: Slow Medicine und die Bedeutung der Geduld für die Medizin. In: Victoria Sweet: Slow Medicine. Medizin mit Seele. Aurum 2019, S. 13.
134 Ebenda, S. 10.

werden kann. Als Antriebskräfte für transhumane Entwicklungen wirken jedoch nicht nur die natürliche Neugier und der Entwicklungsdrang des Menschen. Vielmehr spielen die Interessen der beteiligten Eliten eine wichtige Rolle. Diese lassen sich durch eine Mentalität des »alles ist möglich«, »alles ist machbar« und »alles ist erlaubt« leiten. Insbesondere die rasanten Entwicklungen im Bereich KI zeigen, dass gerade eine Art Goldgräberstimmung herrscht. Die Claims (Ansprüche) werden abgesteckt. Dabei werden zukunftsrelevante Entscheidungen aber nicht durch demokratisch legitimierte Instanzen getroffen, sondern durch ökonomische und technologische Kalküle bestimmt.

Die Medizin und das Gesundheitswesen bleiben von dieser Entwicklung nicht verschont. Mit dem Ziel der vermeintlichen »Optimierung des Menschen« werden immer mehr Technologien nicht nur in der Außenwelt des Menschen verwendet. Anwendungen finden zunehmend direkt im Körper und im Bewusstsein des Menschen statt. Sie betreffen körperliche sowie emotive und kognitive Prozesse im Menschen. Im Ergebnis nutzt der auf diese Weise entstehende *Mensch 2.0* – so die Anhänger des Konzepts – nicht mehr bloß Technologien im Äußeren zur besseren Daseinsbewältigung; er wird vielmehr selbst Objekt sowie Teil von Technologien und »optimiert« sich nach eigenem Gutdünken.

In Deutschland spielte der Transhumanismus über einen längeren Zeitraum nur eine geringe Rolle. Von der breiten Öffentlichkeit und auch in der Medizin wurde diese – zunächst philosophische – Bewegung kaum wahrgenommen. Dies änderte sich mit Beginn der Coronakrise. Ideen des Transhumanismus scheinen seitdem im politischen und medialen Diskurs zunehmend auf Resonanz zu stoßen sowie Eingang in Medizin und Gesundheitspolitik zu finden. Ein medienwirksames Sprachrohr erhielt der Transhumanismus im Rahmen des Weltwirtschaftsforums (WEF). Auch wenn der Gründer und Vorsitzende des Weltwirtschaftsforums, Klaus Schwab, keine offizielle Position zum Transhumanismus verlautbaren ließ, drücken seine Bücher seine Begeisterung für den Transhumanismus aus. Exemplarisch dafür genannt seien hier einige seiner Bücher: »Das große Narrativ« (2022), »Die Zukunft der Vierten Industriellen Revolution« (2019), »Stakeholder-Kapitalismus« (2021) und »COVID-19: Der große Umbruch« (2020).

Etwas verkürzt, aber auf den Nenner gebracht, gehen Transhumanisten davon aus, dass der Mensch – so wie er ist – eine Art »Auslaufmodell« darstellt und nicht zukunftsfähig ist. Transhumanisten wollen daher »den neuen Menschen schaffen«, wie es der Journalist Boris Hänßler in seinem Artikel »Verbesserte Menschen. Die vielleicht gefährlichste Idee der Welt« ausgedrückt hat.[135] Hehres Ziel des Transhumanismus ist die »selbstbestimmte Befreiung des Menschen aus den Fesseln der Natur«.[136] Gemeint ist damit, dass Menschen künftig sowohl ihr Aussehen (*Body by Design*) als auch ihre physischen und psychischen Möglichkeiten (Leistung) sowie ihre emotionalen Stimmungen nach eigenem Ermessen verändern und auch steigern können, dass schließlich Altern, Tod und Krankheit Schritt für Schritt überwunden werden können.

Der israelische Historiker Yuval Harari hat sich intensiv mit dem Transhumanismus auseinandergesetzt und beschreibt drei Wege eines *Upgrading des Menschen* in seinem Buch »Homo Deus«[137]: Bioengineering, Cyborgisierung und die Entwicklung anorganischen Lebens. Beschränkt sich Bioengineering auf Optimierung organischen Lebens durch das Umschreiben von Gencodes im Labor, so ist die Cyborgisierung radikaler: sie »kombiniert organisches Leben mit nicht organischen Apparaten, etwa bionischen Augen, Ohren, Gliedmaßen«. Der dritte Weg lässt – so Harari – »den Bereich des Organischen komplett hinter sich, um vollkommen nicht organische Lebewesen zu erschaffen«. Dabei soll Software neuronale Netzwer-

135 Boris Hänßler: Verbesserte Menschen. Die vielleicht gefährlichste Idee der Welt. In: Süddeutsche Zeitung, 08.06.2013.

136 Deutsche Gesellschaft für Transhumanismus: Reader zum Transhumanismus. Würzburg 2005. S. 35.

137 Yuval Noah Harari: Homo Deus: Eine Geschichte von Morgen. C.H. Beck 2017.

ke ersetzen und das menschliche Gehirn nachgebaut werden: »Wenn das gelingt, werden wir Götter sein.«

Der Transhumanismus beschränkt Medizin nicht auf ihre traditionelle kurative, palliative und präventive Funktion. Er führt vielmehr zu einer Entgrenzung der Medizin, indem eine vermeintliche Optimierung beziehungsweise Korrektur des Menschen angestrebt wird. Medizin wird missbraucht, eine weitere Medikalisierung der Gesellschaft befördert. Kritisch zu hinterfragen ist auch, ob durch transhumane Technologien Spaltungstendenzen innerhalb von Gesellschaften verstärkt werden. Harari sieht darin eine der größten Gefahren unserer Zeit. Er spitzt die Fragestellung zu, ob durch die Digitalisierung ein kleiner Teil der Menschheit »gottähnliche Fähigkeiten« erlangt, während die allermeisten Menschen als eine »Klasse der Nutzlosen« zurückbleiben – ohne politische Macht und ohne wirtschaftlichen Wert.[138]

Kritisch hat sich auch der Politikwissenschaftler und Soziologe Roland Benedikter[139] mit dem Transhumanismus auseinandergesetzt. Er geht davon aus, dass sich durch eine Verschmelzung von Mensch und Technologie sowohl die Technologie als auch der Mensch verändern werden. Die keineswegs rein philosophische Frage für ihn ist, ob der Mensch dabei technischer oder die Technologie menschlicher wird. Denn die Technik dringt in den Menschen ein und wird damit Teil seines Subjekts. Das ist für Benedikter das Neue, das es so noch nicht in der Geschichte gegeben hat. Benedikter selbst ist »sehr skeptisch gegenüber der Geschwindigkeit und der Art und Weise, wie das geschieht«. Er befürchtet, »dass ein Großteil der heutigen Transhumanisten eigentlich keine Ahnung hat, was er mit dem Menschen eigentlich tut«.

138 Interview Yuval Noah Harari: Zukunft des Menschen. »Wir werden Götter sein«. In: DER SPIEGEL, 23.03.2017.

139 Ingrid Beikircher im Interview mit Roland *Benedikter:* Globale Bewusstseinsindustrie. Sind wir auf dem Weg zum Maschinenmenschen? In: Telepolis, 13. Februar 2013. Online: http://www.heise.de/tp/druck/mb/artikel/38/38545/1.html

Auf ein anderes Problem weist der Philosoph Christoph Quarch[140] hin. Er nimmt an, dass viele Mediziner glauben, dass »der Mensch (…) mithilfe seiner praktischen Vernunft oder politischen Organisationsformen solchen Mächten wie künstliche Intelligenz, Robotik oder Big Data Herr werden« könne. Quarch hingegen argumentiert – mit Bezug auf Martin Heidegger –, dass »die Technik (…) ihrem Wesen nach etwas (ist), was der Mensch von sich aus nicht bewältigt«. Es gelte vielmehr: »Nicht wir haben die Technik, sondern die Technik hat uns.«[141]

Ins öffentliche Bewusstsein rückt im Moment vor allem die sogenannte Künstliche Intelligenz. In einem rasanten Tempo werden neue Entwicklungen auf den Markt gebracht, die in fast allen Lebensbereichen Anwendungen finden. Der Arzt und Neurowissenschaftler Joachim Bauer[142] wägt in seinem Buch »Realitätsverlust« den Nutzen und die Gefahren von KI in folgender Weise ab: »Wenn wir sie als Werkzeuge benutzen, anstatt uns zu ihren Werkzeugen machen zu lassen, können digitale Produkte unser Leben bereichern.« Gleichzeitig mahnt er: »Doch wir sind dabei, den Kipp-Punkt zu überschreiten. Digitale Angebote haben begonnen, unser Leben in Besitz zu nehmen. Ohne dass es uns auffällt, nehmen sie uns sanft an die Hand und ersetzen die analoge, zwischenmenschliche Realität mit ihren digitalen Kommunikationskanälen und Erlebnisräumen. Der Wandel kommt wie eine Hilfestellung einher: Man hilft uns beim Gehen, bis wir nicht mehr gehen können. Man hilft uns beim Denken, bis wir nicht mehr denken können.« Das Buch von Joachim Bauer ist ein Plädoyer für eine neue Aufklärung und für ein Aufbegehren gegen digitale Unmündigkeit.

140 Christoph Quarch: »Menschendämmerung …« Transhumanismus, Human Enhancement und das drohende Ende einer antiquierten Spezies. Fulda 2016.

141 Interview mit Martin Heidegger: »Nur noch ein Gott kann uns retten.« DER SPIEGEL, 31.05.1976.

142 Joachim Bauer: Realitätsverlust. Wie KI und virtuelle Welten von uns Besitz ergreifen und die Menschlichkeit bedrohen. Heyne 2023.

Die Coronakrise und die sieben Todsünden: Die Pandemie als Brennglas

Viruserkrankungen und Epidemien begleiten die Menschheit von Anbeginn. Sie entstehen aber keineswegs aus dem Nichts, sondern besitzen neben ihrer biologischen Seite auch einen biopsychosozialen Kontext. Die Virologin Karin Mölling[143] hat gleich zu Beginn der Coronakrise auf menschengemachte Faktoren hingewiesen: »Wenn es zu großen Epidemien kommt, dann tragen wir Menschen in aller Regel eine große Mitschuld daran (...). Menschen schaffen die Voraussetzungen für Krankheiten oder tödliche Epidemien.«[144]

Um diese mögliche Mitschuld wird es im letzten Teil des Kapitels gehen. Dabei interessiert uns vor allem die Frage, ob Entstehung und Verlauf der Coronakrise mit den sieben Todsünden in einem Zusammenhang stehen. Unsere diesbezüglichen Fragen lauten: Erfolgten die Versuche der Bewältigung der Krise auf der Grundlage und als Fortsetzung der bereits vorab gemachten Verfehlungen in der Medizin und im Gesundheitswesen? Haben sich die Fehlentwicklungen in den Coronajahren (2020 bis 2022) noch einmal verschärft?

Wir beginnen mit der Kommerzialisierung des Gesundheitswesens (erste Todsünde). Hier werden gleich zu Beginn der Coronakrise Bedrohungen offenbar, die aus einer Übertreibung dieses Prinzips herrühren. Aus Gewinngründen war die Produktion von Arzneimitteln und medizinischen Produkten zu einem wesentlichen Teil in Drittländer verlagert worden. Die weltweite Krise führt nun zu einem Einbruch der Lieferketten und zu Schwierigkeiten in der Distribution. Die Lösungsversuche erfolgen dennoch weiterhin im Rahmen des gleichen Prinzips, das die Ursache für die Probleme ist. Die Beschaffung von medizinischen Produkten und Arzneimitteln wurde weiterhin den Gesetzen des Marktes überlassen. Es wundert daher nicht, dass

143 Karin Mölling: Supermacht des Lebens. Reisen in die erstaunliche Welt der Viren. Beck 2015.

144 Norbert Lossau im Gespräch mit Karin Mölling. In: »Die Welt«, 09.03.2020. Online: https://www.welt.de/

es durch die Krise neue Millionäre und sogar Milliardäre gibt, sogenannte »Pandemie-Gewinner«, wozu nicht zuletzt auch Bundestagabgeordnete gehören. Hier einige Pressemeldungen dazu:

Frank-Thomas Wenzel, Wirtschaftskorrespondent des *Redaktions-Netzwerks Deutschland*, deckt in einem Artikel[145] auf, dass es in Deutschland trotz oder sogar wegen Corona ca. 70.000 neue Millionäre gab und Corona »die Reichen immer reicher macht«: »Wohlhabende profitieren vom Boom an den Börsen und von staatlichen Konjunkturprogrammen.« Marcel Fratzscher, Leiter des Deutschen Instituts für Wirtschaftsforschung, schreibt in einer Kolumne in *Die Zeit*, dass Milliardäre die Pandemiegewinner sind.[146] Trotz Einbruchs der Wirtschaft konnten die 2700 Milliardäre weltweit im ersten Coronajahr ihr Vermögen um 60 Prozent steigern. Fratschers Kommentar: »Was für eine perverse Entwicklung.« Noch deutlicher wird der Journalist Giacomo Tognini in seinem Artikel[147] »Pandemie-Milliardäre« in einem Themenheft von *Forbes*, das sich der Thematik »Health & Wealth« (!) widmet. Tognini stellt 23 neue Milliardäre in der Gesundheitsbranche vor, bei denen Corona der Anstoß für Entwicklungen gewesen ist: »allen voran Impfstoffe und diverse Wirkmittel zur Behandlung der Krankheit«.

Was die Technisierung der Medizin als Selbstzweck (zweite Todsünde) und gleichzeitig als Ausdruck ökonomischer Interessen sowie einer mechanistisch-reduktionistischen Heilkunde betrifft, kann als Beispiel der übertriebene Einsatz invasiver Beatmungsgeräte angeführt werden. Einerseits kann Intubation natürlich lebensrettend sein, andererseits kann sie für den Betroffenen aber auch tödlich enden. Nicht selten kam es zu Komplikationen und nicht erwünschten Nebenwirkungen. In einem Appell der internationalen Autorengrup-

145 Frank-Thomas Wenzel: Fast 70.000 neue Millionäre: Wie Corona die Reichen immer reicher macht. 29.06.2021. Online: https://www.rnd.de/wirtschaft/reicher-in-corona-zeiten-fast-70-000-neue-millionaere-ZNOBZ72X3ZH7PJPTFTPMRN2CQI.html

146 Marcel Fratzscher: Milliardäre sind die Pandemiegewinner. In: »Die Zeit«, 20.05.2021. Online: https://www.zeit.de/

147 Giacomo Tognini: Pandemie-Milliardäre. In Forbes 02/2021, »Health & Wealth«. Online: https://www.forbes.at/artikel/pandemie-milliardaere.html

pe »Covid-19 ins Verhältnis setzen« heißt es zum Beispiel: »Galt die berühmte Intubation in den ersten Monaten als lebensrettend, stellte sich rasch heraus, dass gerade sie tödlich sein kann: aufgrund der physischen Schäden an der Lunge, welche das Beatmungsgerät anrichtet, aber auch durch bakteriell induzierte Lungenentzündung«.[148] Kamen hingegen sanftere Therapien zur Anwendung, gab es geringere Todesraten. Der Leiter der Lungenklinik Moers, Thomas Voshaar, setzte anstelle von Intubation Sauerstoffmasken ein. Im Ergebnis lag die Sterberate bei 6 Prozent. Bei Patienten mit Intubation starben hingegen 22 Prozent.[149]

Was die Medikalisierung (dritte Todsünde) anbetrifft, hat diese mit Corona einen nie dagewesenen Höhepunkt erreicht. Zum ersten Mal in der Geschichte der Menschheit wurde das gesamte öffentliche Leben medikalisiert. Sogar politische Entscheidungen wurden maßgeblich von (selbst ernannten) Experten getroffen beziehungsweise vorbereitet. Diese konnten ihre Deutungen über die Medien verbreiten und bestimmten, was *Fakt* und was *Fake* ist. Sie erhielten damit eine mehr oder weniger uneingeschränkte Deutungshoheit und konnten ihr Narrativ durchsetzen.[150] Sogar grundlegende bürgerliche Freiheiten und Rechte wurden von der Einhaltung medizinischer Verhaltensregeln abhängig gemacht: Die Bewegungs- und Reisefreiheit wurde gekoppelt an medizinische Tests und/oder an medizinisch-pharmazeutische Interventionen durch Impfstoffe. Das Recht auf körperliche Unversehrtheit war in einer bestimmten Phase der Coronakrise außer Kraft gesetzt. Mediziner konnten durch Atteste entscheiden, wer als krank und wer als gesund galt. Diese Überspitzungen waren nicht zuletzt auch deswegen problematisch, weil sie – aus heutiger Sicht – ohne einen soliden wissenschaftlichen Hintergrund erfolgten und auch wirtschaftliche Interessen bedienten.

148 Siehe dazu das Positionspapier der internationalen Autorengruppe »Covid-19 ins Verhältnis setzen«. Online: https://coronaaussoehnung.org

149 Lukas Rogalla: Corona-Behandlung: Mediziner warnt vor verfrühter Intubation – »Das ist ein Teufelskreis«, in Frankfurter Rundschau, 20. Dezember 2020.

150 Auf die Bedeutung von Narrativen während der Coronakrise werden wir noch eingehen.

In einem engen Zusammenhang mit der Medikalisierung steht während der Coronakrise auch eine zunehmende Entkulturalisierung (vierte Todsünde). Durch die politischen Maßnahmen zur Bewältigung der Pandemie wurden sowohl gesunde als auch kranke Menschen in ihrer Selbstwirksamkeit in einer teilweise extremen Art und Weise eingeschränkt. Sie wurden zu reinen Konsumenten und zu Kunden eines Gesundheitssystems, das alles zu kontrollieren beanspruchte und dem Einzelnen in seiner Selbstsorge kein Vertrauen schenkte. Selbstsorge wurde mehr oder weniger abgeschafft beziehungsweise auf Verhaltensregeln reduziert, die Verboten gleichkamen. Deren Einhaltung wiederum wurde von außen überwacht. Positive Möglichkeiten der Prävention durch Lebensstil und Stärkung des eigenen Immunsystems wurden in gleicher Weise negiert wie die eigenen Möglichkeiten, auf den Verlauf der Erkrankung Einfluss zu nehmen und die Selbstregulation des Körpers zu unterstützen. Als Ergebnis dieser auf die Spitze getriebenen Entkulturalisierung verbreiteten sich Gefühle der Ohnmacht und Hilflosigkeit, die ihrerseits Stress für das Immunsystem bedeuten, anfälliger für Infekte machen und im Falle einer Erkrankung die Gesundung erschwerten.

Zur Entkulturalisierung trug insbesondere auch das dualistische und mechanistisch-reduktionistische Menschenbild der Medizin (fünfte Todsünde) bei. Die Trennung von Körper und Geist führte in der Coronakrise zu einer Vernachlässigung psychosozialer Faktoren und einer einseitigen Orientierung auf das Virus, auf biomedizinische Interventionen sowie auf politische Maßnahmen des sogenannten *Social Distancing*. Die Folgeschäden durch Isolierung und Einsamkeit sind noch nicht absehbar. Betroffen waren nicht nur die ohnehin vulnerablen Gruppen, sondern auch junge Menschen und vor allem Kinder. Eine zunehmende Flucht in virtuelle Welten hat gerade in dieser Altersgruppe bereits begonnen. Insgesamt ist durch die Coronakrise die biopsychosoziale Sicht auf Krankheit und Gesundheit schwieriger geworden.

Innerhalb der Medizin und angrenzender Wissenschaften dominierte während der Coronakrise das mechanistisch-reduktionistische Wissenschaftsverständnis (sechste Todsünde). Psychosomatik und biopsychosoziale Sichtweisen wurden nicht angehört und stießen auch nach dem Ende der Pandemie zunehmend auf Ablehnung. Dies wird besonders deutlich, wenn es um das Syndrom Post- oder Long-Covid geht. Gerade bei der Behandlung dieser Folgeschäden könnte Psychosomatik einen wichtigen Beitrag leisten. Doch in der Medizin hat sich eine *Cancel Culture* etabliert, wie es der renommierte Schmerzmediziner Peter Hennigsen, Direktor der Klinik für Psychosomatische Medizin am Universitätsklinikum der Technischen Universität München, in einem Gastbeitrag in der »Süddeutschen Zeitung« beklagt.[151] Er weist darauf hin, dass psychosomatische Ansätze in der Debatte um Long-Covid zu einem Schmuddelkind geworden sind; denn unter den Betroffenen und auch unter Wissenschaftlern werden als »echte Leiden« nur solche angesehen, die kausal auf biologische Faktoren zurückgeführt werden können. Dies steht allerdings im Widerspruch zu vielen Studien, die den Einfluss psychosozialer Faktoren auf die Entstehung und den Verlauf dieser Syndrome belegen. Mittlerweile scheint es sogar schwer zu sein, selbst hervorragende Studien in Zeitschriften unterzubringen. Einige Forschungsbeiräte von Zeitschriften verhindern »sogar die bloße Messung psychosozialer Beschwerden und Belastungen bei Long-Covid-Betroffenen«. Hennigsen nennt ein Beispiel aus Großbritannien für eine solche *Cancel Culture* in der Wissenschaft. In der Konsequenz führt die sich verstärkende Blickverengung in der Medizin und der »biologistische Reduktionismus« zu einer Stigmatisierung der psychischen Anteile am menschlichen Kranksein. Gefördert wird die einseitige Ausrichtung auf die biologische Seite von Krankheit durch neue Möglichkeiten des Messens und Zählens mithilfe von Künstlicher Intelligenz. Mit dieser Ausrichtung lassen sich Krankheiten besser erforschen und verstehen – der kranke Mensch gerät dabei aber zunehmend aus dem Blickwinkel und bleibt auf der Strecke.

151 Peter Hennigsen: Long Covid und die Psychosomatik. Cancel-Cultre in der Medizin. In: »Süddeutsche Zeitung«, 21.02.2023.

In einem Artikel im Deutschen Ärzteblatt beschäftigt sich auch der Neurologe und Psychiater Frank Erbguth mit dem Thema Long-Covid.[152] Er beklagt – ähnlich wie Hennigsen – die »Wiedergeburt eines reduktionistischen Krankheitsverständnisses« durch Long-Covid. Bezüglich der Rolle psychischer Faktoren sieht er einen regelrechten *Kulturkampf*. Dabei wird aber vieles ignoriert, was die Medizin bisher über Entstehung und Verlauf von Krankheiten wusste. Erbguth kritisiert diese Entwicklung »aus neuropsychiatrischer Sicht«. Zusammenfassend stellt er fest, »dass Neurologen und Psychiater wissen, dass die ewige Debatte ›Körper versus Seele‹ bei neuropsychiatrischen Symptomen insofern unsinnig ist, als dass sie zweifelsfrei in der organischen Struktur des Gehirns stattfinden«. Interessanterweise beschreibt er auch die Rolle negativer Erwartungen, die durch angstmachende Diskurse in den Medien bei vielen Betroffenen entstanden sind. Diese können bei Infizierten Nocebo-Effekte mitbedingen. Er weist sogar auf Fälle hin, wo Menschen Long-Covid entwickeln, »ohne je positiv getestet zu sein«. Als Ergebnis steht für Erbguth auch bei Long-Covid fest, dass Beschwerden nach körperlichen Erkrankungen unabhängig von ihrer Ursache »immer auch durch Erwartungen und andere psychosoziale Faktoren mitbestimmt« werden.

Nicht zuletzt hat die Coronakrise eine weitere Enthumanisierung der Medizin (siebte Todsünde) befördert, die vor allem durch das rasante Fortschreiten von Digitalisierung und Künstliche Intelligenz zum Ausdruck kommt. Erschreckende Beispiele für die Transhumanisierung der Gesellschaft infolge der Pandemie kommen aus der Volksrepublik China, in der digitale Kontrollmöglichkeiten auf die Spitze getrieben wurden.

Insgesamt lässt sich festhalten, dass die in diesem Buch als sieben Todsünden bezeichneten Fehlentwicklungen im Gesundheitswesen in der Coronakrise eine entscheidende Rolle gespielt haben. Einer-

152 Frank Erbguth et al.: Long COVID und die Psycho-Ecke. Wiedergeburt eines reduktionistischen Krankheitsverständnisses. In: Dtsch Arztebl 2023; 120 (13): A 563–5.

seits haben diese Entwicklungen dazu geführt, dass die Pandemie ihre bekannte Dynamik entwickeln konnte. Andererseits sind diese Fehlentwicklungen in der Pandemie noch einmal verstärkt worden. Die drei Jahre der Pandemie erfüllten in gewisser Weise Funktionen eines Brennglases, eines Beschleunigers und eines Verstärkers in einem. Probleme, die es auch schon vorher gab, wurden sichtbarer und spürbarer, sie entwickelten sich rasanter und wurden stärker. Die Coronakrise kann daher als ein Weckruf für ein neues Denken im Gesundheitswesen verstanden werden. Die vielen noch bestehenden Probleme aus der Pandemie können mit den alten Mitteln nicht gelöst werden. Diese sind vielmehr als Teil und als Ursache der Probleme zu sehen. Eine Aufarbeitung der Coronakrise ist dringend geboten.

Die Macht der Narrative und der Angst

Durch die Coronakrise zeigte sich auch die Bedeutung und die Macht von Narrativen, in denen Angst eine Rolle spielt. Narrative sind insbesondere in Krisenzeiten und in Situationen großer Unsicherheit außerordentlich wichtig. Ein Narrativ ist – etwas vereinfacht ausgedrückt – eine Deutung von Ereignissen und/oder Entwicklungen. Es bietet eine Erklärung an, was sich hinter diesen verbirgt. Durch eine Geschichte, die erzählt werden kann, macht es Ereignisse und/oder Entwicklungen verstehbar. Allerdings ist eine solche Geschichte nicht von vornherein abgeschlossen. Sie erhält vielmehr ständig neue Impulse, erweitert sich und passt sich an. Auf diese Weise kann schließlich eine »große« sinnstiftende Erzählung entstehen. Allerdings ist jedes Narrativ nur eine Sichtweise von vielen möglichen Sichtweisen, das heißt, es ist nicht die einzige Sichtweise, die existiert. Es ist nur eine (selektive) Sichtweise auf etwas, die für den Angesprochenen aber überzeugend und als »Wahrheit« erscheint. Zum gleichen Ereignis können auch andere Narrative entstehen; denn Interessen, grundlegende Werte und Emotionen spielen für die Deutung eine wichtige Rolle. Narrative erfüllen ihre Aufgabe, wenn es ihnen gelingt, in Situationen von Unsicherheit Orientierung zu geben und sinnstiftend zu sein.

Narrative zu Epidemien sind fast immer mit Vereinfachungen verbunden und schließen eine systemische Sichtweise in der Regel aus. Sie nutzen als Wirkmittel sowohl Angst und Hoffnung als auch Schuld und Strafe. Negative Gefühle wie Panik, Hilflosigkeit und Wut können durch sie befördert werden. Besonders in krisenhaften Situationen können Narrative selbst infektiös werden und sich epidemisch verbreiten. Informationen sowie Bilder und Texte werden in Situationen höchster emotionaler Erregung (Angst und Panik) toxisch. Wird Angst zur treibenden Kraft in einer epidemischen Situation, so werden nicht nur die individuelle und soziale Resilienz geschwächt, sondern auch gemeinsame und auf einen Konsens orientierte Lösungen erschwert. Das Angstnarrativ lässt andere Deutungen nicht mehr zu beziehungsweise tabuisiert alles, was davon abweicht.

Was die Coronakrise betrifft, so war der Ausgangspunkt für jedwedes sich darauf beziehende Narrativ zunächst die Beobachtung einer gehäuft auftretenden Erkrankung, für die eine Verbindung zu einem unbekannten Erreger vermutet wurde. Solides Wissen über das Virus und über seine Herkunft, über mögliche Übertragungswege, Krankheitsverläufe und Behandlungsmöglichkeiten war noch nicht oder nur begrenzt verfügbar. Erste Deutungen kamen sowohl aus der Medizin als auch aus den Medien und der Politik. Viele Menschen fühlten sich in dieser Situation bedroht und suchten nach Erklärungen und Lösungen.

Das dominante medizinisch-pharmakologische Narrativ einerseits und die von »Verschwörungen« ausgehenden Narrative andererseits zeichnen sich durch drei gemeinsame Strukturelemente aus, die jeweils ein Teilnarrativ bilden. Das erste Teilnarrativ ist das Angst- und Drohnarrativ: Es nennt Ursachen für die Unsicherheit und führt sie auf etwas beziehungsweise jemanden zurück. Eine

Ursache beziehungsweise ein Verursacher wird also identifiziert. Die gefühlte Bedrohung wird bestätigt und verstärkt. Das zweite Teilnarrativ ist Hoffnung: Es zeigt auf, dass es einen Ausweg beziehungsweise eine Lösung aus der Situation von Unsicherheit und Bedrohung gibt. Allerdings unter der Bedingung, dass die Lösung (das »Heilversprechen«) nicht infrage gestellt wird und Mitwirkung stattfindet. Das dritte Teilnarrativ fügt die Komponente Schuld hinzu: Es identifiziert Schuldige und projiziert mögliches Eigenversagen auf Sündenböcke. An diesen Sündenböcken können sich Angst, Ohnmachtsgefühle und Frustration entladen. Falls es im Ergebnis noch immer keine Lösung gibt, so kann der Prozess wiederholt werden.

Angewendet auf das medizinisch-pharmakologische Narrativ kann das Angst- und Drohnarrativ wie folgt beschrieben werden: Als Problem wird ein neues (außerordentlich gefährliches) Virus identifiziert, das die Menschheit bedroht. Da wirksame Behandlungsmethoden fehlen, kann die Ausbreitung des Virus »unkontrolliert« zu einer Überforderung der medizinischen Versorgung und zu chaotischen Zuständen führen. Die ursprüngliche Angst in einer unklaren Situation wird verstärkt durch Furcht vor dem Virus und einer Ansteckung sowie durch Angst vor den Folgen einer Triage. Ein *Lockdown* wird in dieser Situation als »alternativlos« und das »kleinere Übel« dargestellt. Kritiker werden als *Verschwörungstheoretiker* etc. ausgegrenzt.

Entlastung bzw. Hoffnung bringt das zweite Teilnarrativ, das auch als Impfnarrativ bezeichnet werden kann. Inhalt sind der Glaube und die Hoffnung, dass ein wirksamer Impfstoff entwickelt beziehungsweise zur Verfügung gestellt und die Gefahr damit gebannt werden kann. Wissenschaftler und Experten sind in diesem Narrativ die Helden, die in einem heroischen Akt den Impfstoff verfügbar machen und das »Heil« durch die Impfung verkünden. Sie erhalten Macht und den Status von Machern. Alle anderen sind machtlos und können nur hoffen und abwarten. Mit der Verfügbarkeit des Impfstoffs und dessen Verimpfung ist die Gefahr gebannt – alles kann wieder so weitergehen wie vor dem Virus.

Lösen das Hoffnungs- beziehungsweise Impfnarrativ nicht oder nicht zufriedenstellend ihr Versprechen ein, liefert das dritte Teilnarrativ, das die Komponente Schuld einbezieht, eine Erklärung für das Versagen. Auf der einen Seite kann dazu das Virus selbst festgemacht werden, da es mutiert und ein ständiger Wettlauf gewonnen werden muss. Auf der anderen Seite kann das eigene Versagen der politischen und medizinischen Akteure auf Sündenböcke projiziert werden, die sprachlich markiert und sodann ausgegrenzt werden. Negative Gefühle können sich an ihnen entladen, ein Weiterdenken und -machen im Rahmen des Narrativs gesichert werden.

Ein kritischer Blick auf die Wirkung des dominanten medizinisch-pharmakologischen Narrativs in seiner Gesamtheit (also mit den drei bereits erläuterten Teilnarrativen) zeigt, dass bei den angesprochenen Menschen über Angst und Drohungen vor allem Ohnmachtsgefühle erzeugt werden. Selbstwirksamkeit wird hingegen verhindert oder eingeschränkt. Entstehende negative Gefühle werden auf Sündenböcke gerichtet. Es handelt sich also um ein Narrativ, das weder die Resilienz des Einzelnen fördert noch den Zusammenhalt der Gesellschaft sichert. Es forciert im Gegenteil die Spaltung der Gesellschaft und gefährdet das friedliche Miteinander.

Narrative werden zwar nicht – wie zum Beispiel eine Marketingkampagne – von einem bestimmten Personenkreis bewusst in Szene gesetzt. Sie entstehen vielmehr in bestimmten Kontexten und sind in ihrer Dynamik nicht unbedingt zu kontrollieren. Dennoch gibt es Möglichkeiten, Narrative zu steuern. Ein Beispiel dafür ist in der Coronakrise das bekannte »Strategiepapier des Bundesministeriums für Inneres«[153] vom 18.03.2020, also gleich zu Beginn der Pandemie.

153 »Wie wir COVID-19 unter Kontrolle bekommen«, Strategiepapier des Bundesministeriums für Inneres, 18.03.2020. Online: https://fragdenstaat.de/dokumente/4123-wie-wir-covid-19-unter-kontrolle-bekommen/

Unter dem Titel »Wie wir Covid-19 unter Kontrolle bekommen« wurde im März 2020 vor 1,15 Millionen Toten in Deutschland bis Mai 2020 gewarnt. Als Maßnahme Nummer eins wurde empfohlen, »den Worst Case mit allen Folgen für die Bevölkerung in Deutschland unmissverständlich, entschlossen und transparent zu verdeutlichen«, das heißt »Angst zu machen und die gewünschte Schockwirkung zu erzielen«.

Dies sollte durch folgende angstmachende Bilder erreicht werden:

1. »Viele Schwerkranke werden von ihren Angehörigen ins Krankenhaus gebracht, aber abgewiesen, und sterben qualvoll um Luft ringend zu Hause. Das Ersticken oder nicht genug Luft zum Atmen zu bekommen ist für jeden Menschen eine Urangst.«
2. »›Kinder werden kaum unter der Epidemie leiden‹: Falsch. Kinder werden sich leicht anstecken, selbst bei Ausgangsbeschränkungen, zum Beispiel bei den Nachbarskindern. Wenn sie dann ihre Eltern anstecken, und einer davon qualvoll zu Hause stirbt und sie das Gefühl haben, schuld daran zu sein (...) ist es das Schrecklichste, was ein Kind je erleben kann.«
3. »Angst vor Langzeitfolgen schüren.«

Ein Narrativ, das Angst macht, verfügt natürlich über eine große Sprengkraft. Es bringt die Antriebskräfte der Spätmoderne und die sieben Todsünden der Medizin und Gesundheitsversorgung geballt zum Ausdruck. Alles wird den Interessen eines Systems dienlich gemacht, in dem die Gesundheit von Menschen und der Mitwelt dem Prinzip der Gewinnmaximierung untergeordnet ist. Dieses System ist selbst die Ursache der krisenhaften Entwicklungen und kann – auf der Grundlage seiner eigenen Logik – keine nachhaltigen Lösungen für die Gesundheit der Menschen hervorbringen. Ein Gesundheitssystem, das in der Tradition der Cura steht, hätte die möglichen Bedrohungen durch das Virus anders bewältigen können, worauf der Allgemeinmediziner und Vordenker einer salutogenen Medizin, Theo Petzold, in seiner sozialmedizinischen Fallstudie hinweist:

»durch ein achtsames Verhalten und eine gute Selbstfürsorge der Menschen in ihrem direkten sozialen Miteinander«.[154]

Ist unser Gesundheitssystem noch zu retten?

Der Gastroenterologe und Präsident des Netzwerks gegen Darmkrebs, Berndt Birkner, äußerte sich im Februar 2023 zum Zustand des deutschen Gesundheitssystems mit einem Bild, das drastischer nicht sein kann: »Unser Gesundheitssystem fährt mit 300 Stundenkilometern auf eine Betonwand zu.«[155] Wenn nicht sofort gehandelt wird, »kracht es, und zwar in einer Zeit, die wahrscheinlich knapp über die jetzige Legislaturperiode hinausgeht«. Birkner weist unter anderem auf Probleme in der Notfallversorgung, auf den Fachkräftemangel und auf eine überzogene Bürokratie in den Einrichtungen des Gesundheitswesens hin.[156] Er fordert einen »Bewusstseinswandel« und bringt den Begriff der »Gesundheitskultur« ins Spiel; denn neben Bildung und Wohnen sieht er Gesundheit als die wesentliche Stütze einer Gesellschaft an. Interessanterweise bezieht er sich in seiner Argumentation auf den Philosophen Heidegger, den wir im Zusammenhang mit der Cura-Fabel bereits zitiert haben. Sein und Dasein versteht Heidegger als Sorge der Menschen um sich und um andere: »Fürsorge, Vorsorge und Besorgen macht unser Dasein aus« – sie halten die Gesellschaft zusammen.

Neben Forderungen an die Politik richtet Birkner aber auch an jeden Einzelnen den Appell, sich um die eigene Gesundheit zu kümmern. Damit sind Gesundheitsförderung und Prävention angesprochen. Für Letztere spielen das Bewusstsein der Betroffenen und

154 Theo Petzold: Sozialmedizinische Fallstudie »Kooperation und Corona in Heckenbeck«, 02.03.2022. Online: https://gesunde-entwicklung.com/

155 Kerstin Kotlar im Gespräch mit Berndt Birkner: Mediziner über Lauterbach-»Reförmchen«. In: Focus-Online, 20.02.2023. Online: https://m.focus.de/

156 Siehe dazu den FOCUS-online-Schwerpunkt: »Unsere Kliniken sind krank« Focus-Online, 07.02.2023. Online: https://m.focus.de/gesundheit/unsere-kliniken-sind-krank-aerzte-schwestern-und-pfleger-schlagen-alarm-das-muss-sich-jetzt-aendern_id_184030389.html

ihr Wissen eine entscheidende Rolle. Gesundheitsbewusstsein und -kompetenz beeinflussen unsere Lebensweise und unser Verhalten. Lebensweise und Verhalten haben wiederum Einfluss auf unseren allgemeinen Gesundheitszustand sowie die Heilungschancen im Falle von Erkrankungen. Gesundheitskompetenz wirkt sich positiv auf die Möglichkeiten der Früherkennung aus. Von ihr hängen schließlich unser Krankheits- und Sterberisiko sowie unsere Möglichkeiten für Selbstwirksamkeit und Autonomie ab.

Doch in Sachen Gesundheitskompetenz der Bürger sieht es in Deutschland nicht gut aus. Ein Expertenrat hat daher einen Nationalen Aktionsplan erarbeitet und richtet Empfehlungen an die Politik.[157] Der Begriff Gesundheitskompetenz – in Anlehnung an den englischen Begriff *health literacy* – wird dabei sehr weit gefasst. Er umfasst neben dem Umgang mit der eigenen Gesundheit und Krankheit die Teilhabe, Mitsprache und Selbstbestimmung in allen Fragen, die die eigene Gesundheit betreffen. Um diesbezüglich gute Entscheidungen treffen zu können, brauchen Menschen Informationen hinsichtlich Ernährung, Bewegung und Behandlungsalternativen. Sie brauchen darüber hinaus aber auch Fähigkeiten, die vielen gesundheitsrelevanten Informationen im Alltag sinnvoll zu erschließen, daraus anwendbares Wissen werden zu lassen und schließlich Entscheidungen in konkretes Handeln umsetzen zu können.

Auf die Bedeutung von Gesundheitskompetenz hat 2016 Axel Haverich, Direktor der Klinik für Herz-, Thorax-, Transplantations- und Gefäß-Chirurgie an der Medizinischen Hochschule Hannover, hingewiesen. In einem Ausblick auf das Jahr 2030 geht er davon aus, dass das medizinische Wissen sich alle zehn Jahre mindestens verdoppelt. Daraus folgend, könnten wir bis 2030 die genauen Pathomechanismen vieler Krankheiten kennen und spezifische Therapien entwickeln. Allerdings bedeutet dieser enorme Wissenszuwachs nicht automatisch, dass wir in zehn Jahren doppelt so gesund sein

157 Weiterführend die Webseite des Nationalen Aktionsplans Gesundheitskompetenz: https://www.nap-gesundheitskompetenz.de

werden wie heute. Es könnte sogar das Gegenteil eintreten, wenn das Bewusstsein für Gesundheit nicht positiv beeinflusst wird und Risikofaktoren wie Rauchen, ungesunde Ernährung und Bewegungsmangel weiterhin bestehen bleiben. Gleichzeitig dürfen schädliche Umweltfaktoren wie Feinstaubbelastung – auch aus globaler Sicht – nicht weiter zunehmen. Der größte gesamtgesellschaftliche Nutzen könnte jedoch aus einer intensiven Förderung präventiver Maßnahmen entstehen. Hierbei wären edukative Programme für Menschen jeden Alters von großer Bedeutung. Diese sollten darauf abzielen, das Bewusstsein für Gesundheit zu stärken und Bürger über präventive Maßnahmen aufzuklären.

De facto hat sich allerdings im Verlauf der letzten Jahre die Gesundheitskompetenz der Bevölkerung in Deutschland nicht verbessert, sondern sogar verschlechtert. Verfügten vor der Pandemie ca. 54 Prozent der Bevölkerung über eine eingeschränkte Gesundheitskompetenz, so stieg der Anteil 2020 auf fast 60 Prozent.

Angesichts dieser Entwicklung wundert es nicht, dass Deutschland keineswegs mehr einen Spitzenplatz in Sachen Gesundheit einnimmt. Deutschland verzeichnet zwar die höchsten Gesundheitsausgaben in der Europäischen Union, doch folgt daraus keineswegs ein Spitzenplatz in Sachen Gesundheit seiner Bürger. Ein Blick auf aktuelle Zahlen zeigt: Die Gesundheitsausgaben in Deutschland erreichten 2020 12,8 % des Bruttoinlandsprodukts. Damit hat Deutschland – gemessen an der Wirtschaftsleistung – von allen 27 EU-Staaten den höchsten Anteil. Im EU-Durchschnitt lagen die Gesundheitsausgaben bei nur 10,9 % des Bruttoinlandsprodukts.[158] Nimmt man nun als Indikator für den Gesundheitszustand der Bevölkerung die Lebenserwartung, so liegt Deutschland im Vergleich fast ganz hinten. Das Bundesinstitut für Bevölkerungsforschung (BiB) kommt jedenfalls in einer Studie[159] der Lebenserwartung un-

158 Online: https://www.destatis.de/Europa/DE/Thema/Bevoelkerung-Arbeit-Soziales/Gesundheit/Gesundheitsausgaben.html

159 D. Jasilionis et al.: The underwhelming German life expectancy. Eur J Epidemiol (2023). Siehe außerdem die Presseerklärung des BiP vom 10.05.2023: Lebenserwartung:

ter 16 westeuropäischen Ländern zu dem Schluss, dass die Männer in Deutschland auf dem 15. Rang liegen und die Frauen auf Platz 14 landen. In einem Artikel in der »WELT«[160] wird der für die Studie im BiB verantwortliche Mortalitätsforscher Pavel Grigoriev zitiert: »Große wirtschaftliche Stärke und ein für den Großteil der Bevölkerung gut zugängliches und leistungsfähiges Gesundheitssystem stehen in Kontrast zu einer westeuropäischen Schlusslichtposition bei der Lebenserwartung.« Die Diskrepanz zwischen hohen Ausgaben im Gesundheitssystem und einer im Vergleich niedrigen Lebenserwartung lässt sich aber mit einer erhöhten Zahl von Todesfällen durch Herz-Kreislauf-Erkrankungen in Deutschland erklären. Bei einem nicht geringen Teil dieser Todesfälle handelt es sich aber – so eine weitere Studie[161] des BiB – um vermeidbare Todesfälle. Gemeint sind damit Todesfälle, die durch Prävention, Früherkennung und rechtzeitiger medizinischer Behandlung hätten verhindert werden können. Gesundheitsbewusstsein, Gesundheitsverhalten und Gesundheitskompetenz spielen dabei eine wichtige Rolle. Defizite in diesen Bereichen stellen nicht nur für die unmittelbar Betroffenen ein Problem dar, sondern belasten auch die Solidargemeinschaft.

Fazit

Die Realität der gegenwärtigen Gesundheitsversorgung und der modernen Medizin ist weit entfernt von dem im ersten Kapitel thematisierten Ideal, das auf dem Cura-Mythos basiert. Die Kommerzialisierung des Gesundheitswesens hat dazu geführt, dass nicht mehr Fürsorge und Pflege sowie die Selbstsorge im Mittelpunkt stehen. Entscheidende Antriebskraft eines sich den »Gesetzen des Marktes«

Deutschland in Westeuropa unter den Schlusslichtern.

160 DIE WELT, 11.05.2023. Lebenserwartung in Deutschland im westeuropäischen Vergleich niedrig. Online: https://www.welt.de

161 Mühlichen, Michael; Lerch, Mathias; Sauerberg, Markus; Grigoriev, Pavel (2023): Different Health Systems – Different Mortality Outcomes? Regional Disparities in Avoidable Mortality across German-Speaking Europe, 1992–2019. In: Social Science & Medicine 329(115976): 1–17.

ausliefernden Gesundheitssystems wurde der schnöde Mammon. Die damit verbundene Gier nach Gewinn um jeden Preis stellt mittlerweile eine existenzielle Bedrohung der Gesundheit der Menschen dar, wie es Donald Berwick im *Journal of the American Medical Association* (JAMA), der international bedeutendsten medizinischen Fachzeitschrift, betont hat. Unter dem Titel »*Salve Lucrum:* The Existential Threat of Greed in US Health Care« (Sei gegrüßt Profit: Die existenzielle Bedrohung durch die Gier im US-Gesundheitswesen) warnt er eindringlich vor Profitverherrlichung und »Klepto-Kapitalismus« im US-amerikanischen Gesundheitswesen.[162] Jens Baas, der Vorstandsvorsitzende der Techniker-Krankenkasse, hat in einem Interview mit der »WirtschaftsWoche« in einem einzigen Satz treffend zum Ausdruck gebracht, worum es im gegenwärtigen Gesundheitssystem geht: »Es geht ehrlich gesagt ganz selten um den Patienten.«[163]

Im Widerspruch zum Ideal der Cura steht jedoch nicht nur die Kommerzialisierung des Gesundheitswesens. Neben der Kommerzialisierung wirkt als Antriebskraft auch die Technisierung durch Digitalisierung und Künstliche Intelligenz. Insbesondere der Transhumanismus, der die Steigerung menschlicher Möglichkeiten durch Technologie anstrebt, erinnert an Asklepios Tabubruch. Der Asklepios-Mythos sollte uns daran erinnern, dass wir trotz der gewaltigen technischen Potenziale nicht vergessen, Grenzen zu respektieren. Die Cura-Fabel mahnt uns, mit Sorgfalt und Verantwortung zu handeln. Menschen sind Beziehungswesen und zeichnen sich als Teil der Mitwelt, in der sie leben, durch ihre Fürsorge für sich selbst und andere aus. Aufgabe der Heilkunst ist es aber nicht, Menschen von jedem erdenklichen Leid zu befreien, sie körperlich und geistig nach bestimmten Normen zu »optimieren« und die Sterblichkeit zu überwinden. Medizin und Pflege können aber Leiden lindern und

---

162 Donal M. Berwick: Salve Lucrum: The Existential Threat of Greed in US Health Care. In: JAMA. 2023; 329(8): 629–630.

163 Podcast-Chefgespräch mit dem Techniker-Krankenkasse-Chef Jens Baas. 25.11.2022. YouTube-Kanal der »WirtschaftsWoche«: https://www.youtube.com/watch?v=ZnwyYruE9VQ

ermöglichen, so selbstbestimmt wie möglich zu leben und auch zu sterben.

3
Eine reale Utopie: Selbstheilung und der Valebo-Effekt

»Wenn wir zufrieden und glücklich, entspannt und stressfrei sind, ist der Körper zu einem erstaunlichen, ja wundersamen Akt der Selbstreparatur fähig. In diesem entspannten Zustand können DNA-Fehler behoben werden, Enzyme setzen Reparaturprozesse in Gang, Immunzellen vertilgen Entzündungserreger, freie Radikale werden unschädlich gemacht und Reparaturzellen können ihre lebensrettende Wirkung entfalten. Der Körper ist bereit für ein Wunder. Wir müssen nur die optimalen Voraussetzungen dafür schaffen, damit er seine natürlichen Fähigkeiten auch zur Entfaltung bringen kann.«

(Lissa Rankin)[164]

Die drei Inschriften von Delphi und der Pythagoreische Becher

Die Realität unseres Gesundheitswesens steht dem Ideal der Cura diametral entgegen. Kommerzialisierung und Technisierung mit ihrer jeweils eigenen Logik haben die Versorgung von Kranken und Schwachen in einen Würgegriff genommen. Nicht mehr Menschlichkeit und Mitmenschlichkeit sind die Motive der Fürsorge und Pflege. Antriebskräfte sind Profit und Effizienz. Wie einst in der Mythologie Asklepios einen Toten in die Welt der Lebenden zurückholte, strebt heute der Transhumanismus die Überwindung der Sterblichkeit des Menschen an. Der eingeschlagene Weg macht das Leben aber nicht lebendiger und den Menschen nicht menschlicher.

164 Lissa Rankin: Mind over Medicine. Warum Gedanken stärker sind als Medizin: Wissenschaftliche Beweise für die Selbstheilungskraft. Kösel 2014, S. 246.

Es droht vielmehr eine Entmenschlichung und möglicherweise sogar das Ende des Homo sapiens.

Der Arzt Christian Hess und die Psychotherapeutin Annina Hess-Cabalzar benutzen in ihrem Buch »Menschenmedizin« als Metapher zur Beschreibung des kritischen Zustands unseres Gesundheitswesens die der Sackgasse und fordern eine Umkehr: »Steckt man in der Sackgasse, führt das Fortschreiten auf demselben Wege (…) nur tiefer hinein. Nur in der Umkehr ist tatsächlich etwas gewonnen.«[165] Knüpfen wir an dieses zutreffende Bild an, entstehen Fragen: Können wir noch umkehren? Ist eine Rückbesinnung zum Erbe der Cura möglich? Lässt sich eine Umkehr mit unserem Wissen von heute verbinden? Wie sollte sich die Medizin ändern, und was müsste im Gesundheitswesen anders werden?

Wir gehen in diesem Kapitel davon aus, dass eine Umkehr nicht nur möglich, sondern eigentlich sogar ganz einfach ist. So einfach wie die zeitlose Botschaft der Cura selbst. Kern dieser Botschaft war und ist es, dass alles (Menschen, Natur und Mitwelt) zusammengehört und sich in einem Gleichgewicht befinden muss. Krankheit und Leid entstehen, wenn etwas nicht mehr in der Balance ist. Die antike Heilkunst war mit dieser Botschaft der Cura eng verbunden.[166] Anders als die Medizin heute strebte sie eine Wiederherstellung des natürlichen Gleichgewichts des Lebens an. Heilkundige sahen ihre Aufgabe darin, den kranken Menschen anzuregen, wieder eine Balance in sein Leben zu bringen. Ihr Ziel war eigentlich nur, die Selbstregulation zu unterstützen, sie wieder in Gang zu bringen, den »inneren Arzt« anzuregen und damit zu einer Ausbalancierung beziehungsweise Harmonisierung beizutragen. Das ging auch ohne aufwendige Hilfsmittel –, vor allem aber ging es über die Lebens-

165 Christian Hess und Annina Hess-Cabalzar: Menschenmedizin – Für eine kluge Heilkunst. Suhrkamp 2006, S. 14f.

166 Im Folgenden beziehen wir uns unter anderem auf: Leven K. H.: Antike Medizin. Ein Lexikon. C.H. Beck Verlag 2005 sowie auf Christoph Quarch: Gesund ist, wenn die Seele stimmt – Heilung als die Kunst, den Leib in gute Stimmung zu versetzen. 2012. Online: https://silo.tips/download/heilung-als-die-kunst-den-leib-in-gute-stimmung-zu-versetzen

weise. Das Selbstverständnis der modernen Schulmedizin ist hingegen eine »Logik der Machbarkeit«. Sie tritt – so der Philosoph Christoph Quarch[167] – mit dem Anspruch auf, es besser zu machen als die Natur beziehungsweise deren vermeintliche Fehler zu beheben: sie entwickelt künstliche Ersatzteile sowie technische Hilfsmittel und entfernt das, was stört. Mit anderen Worten: sie »repariert« den Körper des Menschen vor dem Hintergrund des bereits genannten »Maschinenmodells«. In diesem biomedizinischen Modell ist der Arzt ein Macher und bisweilen sogar der Held. Im Selbstverständnis der antiken Heilkunst ist der Heilkundige sich in seinem Handeln bewusst, dass Heilung am Ende nie sein eigenes Werk ist: nicht er heilt, sondern die Natur. Der antike Arzt ist Begleiter und Helfer, er ist Pfleger und Geburtshelfer. In der Etymologie des deutschen Wortes *Therapie* lassen sich diese Bedeutungen noch gut nachverfolgen. Therapie ist – so das DWDS – aus dem altgriechischen *therapḗīa* (*θεραπεία*) entlehnt, wo es »Dienst, Götterdienst, Bedienung, Behandlung, Wartung, Pflege« bedeutet. Im Kontext der Heilkunst kann es Heilung, Pflege oder Behandlung zum Ausdruck bringen: sowohl körperlich und psychisch als auch spirituell.

Ausdruck für eine sich so verstehende Heilkunst ist ein Satz, der Hippokrates zugeschrieben wird: »Erst das Wort, dann die Arznei, und dann das Messer.« Betont wird hier die Hierarchie der Behandlungsmethoden, beginnend mit der Beratung und dem Trost (das Wort), gefolgt von medikamentöser Behandlung (die Arznei), und schließlich, falls nötig, einer Operation (das Messer). Verständlich wird dieser Satz vor dem Hintergrund der Ausrichtung der Heilkunst in der Antike. Ihr Ziel ist die Wiederherstellung des natürlichen Gleichgewichts des Lebens, und sie erreicht dieses Ziel am besten durch eine Veränderung der Lebensweise des Betroffenen. Dieser muss dafür aber überzeugt werden, was nur durch ein Gespräch (das Wort) erreicht werden kann. Angesprochen ist damit eine therapeutische Intervention, die in der antiken Heilkunst *díai-*

167 Ebenda.

ta (δίαιτα) genannt wurde. Das Wort hat eine vielfältige Bedeutung und wird ins Deutsche mit dem Wort *Diätetik* übersetzt. Allerdings ist die Bedeutung von Diätetik vom Deutschen nicht so komplex wie im Altgriechischen. Meinen wir im Deutschen damit die »Lehre von der richtigen Ernährung«, so ist im Altgriechischen mit *díaita* die gesamte Lebensweise beziehungsweise der Lebensstil, eine Art Lebenskunst gemeint – einschließlich Ernährung, körperlicher Aktivität, Schlaf und vieler weiterer Merkmale. Die Diätetik war in der antiken Heilkunst ein ganzheitlicher Ansatz, der darauf abzielte, ein Gleichgewicht zwischen Körper, Geist und Seele zu schaffen. Diätetik war eine ganzheitlich ausgerichtete Lebenskunst sowohl zur Gesunderhaltung als auch für Zwecke der Heilung von Krankheiten. Bereits im »Corpus Hippokratikum« finden sich Hinweise auf Heilreize, deren Ziel es war, wieder eine Balance herzustellen. Dies konnte unter anderem durch die folgenden (natürlichen) Mittel geschehen:

- Licht und Luft
- Speise und Trank
- Arbeit und Ruhe
- Schlaf und Wachen
- Ausscheidungen und Absonderungen

Die Diätetik wurde als Schlüssel zur Erhaltung der Gesundheit und zur Vermeidung von Krankheiten angesehen. In der hippokratischen Tradition war sie der erste und wichtigste Schritt einer jeden Therapie. Ihr Anliegen war die Neu-Regelung der Lebensführung als Impuls für die Selbstregulation. Daher hatte das Wort beziehungsweise das Gespräch den ersten Platz unter den Behandlungsmethoden.

Den entscheidenden Beitrag für eine gesunde Lebensführung in der Antike leisteten drei Inschriften am Tempel des Apollon in Delphi – ein Tempel, der für die Menschen in der griechischen Antike eine immense Bedeutung hatte. Delphi galt als Nabel der Welt, und hier befand sich auch das wichtigste Orakelheiligtum – verkörpert von einer Priesterin, der Pythia. Ihre Prophezeiungen waren wirkmächtig und beeinflussten nicht nur die griechische Kultur, sondern sie hatten Auswirkungen auf das Weltgeschehen. Delphi war so etwas wie ein spirituelles Zentrum und ein Symbol für Weisheit. Vor diesem Hintergrund wundert es nicht, dass die drei Inschriften den Menschen in der Antike eine Orientierung für einen gesundheitsfördernden Lebensstil beiziehungsweise für eine gute Selbstfürsorge – im Sinne der Cura – gaben. Es handelt sich um drei einfache Prinzipien, die die Grundlage der Lebenskunst bilden und ihre Aktualität bis heute behalten haben:

- Erkenne dich selbst!
- Nichts im Übermaß!
- Du bist! Sei! Sei, der du bist!

Gestaltet der Mensch sein Leben nach diesen drei Imperativen, ist er im Einklang mit sich selbst – Körper, Geist und Seele harmonieren miteinander. Er steht darüber hinaus in Resonanz mit seinen Mitmenschen, seiner Mitwelt und dem Transzendenten – alles schwingt und bildet gemeinsam eine Melodie. Durch das Gleichgewicht entsteht ein Kosmos – ein Ganzes, eine schöne Ordnung.

Die erste Inschrift beinhaltet Selbstkenntnis und Selbsterkenntnis, wozu das Bewusstsein sowohl der eigenen Sterblichkeit und Vergänglichkeit als auch der eigenen Stärken und Grenzen gehört. Eine gute Selbstkenntnis ist Voraussetzung für eine passende Diätetik, die nicht für alle gleich sein kann. Die zweite Inschrift beinhaltet, dass alles sein eigenes Maß und auch seine Grenzen hat, dass wir nichts übertreiben sollen. Die Balance ist das beste Maß. Hinsichtlich der Diätetik wird hier die Bedeutung des Maßhaltens in allen Aspekten des Lebens angesprochen. Ein moderater Lebensstil wird als grundlegend für Gesundheit und Wohlbefinden angesehen. Über die Bedeutung der dritten Inschrift gehen die Meinungen auseinander, da sie nur aus einem Zeichen beziehungsweise Buchstaben besteht: dem Epsilon. Möglich sind unter anderem die folgenden Bedeutungen: »Du bist!« oder »Sei, der du bist!« oder einfach »Sei!«. Ausgedrückt durch Begriffe der Gegenwart könnte es sich um die Aufforderung handeln, dass wir im *Hier und Jetzt* leben und in jedem Moment bewusst und präsent sein sowie das Leben mit Achtsamkeit genießen sollten. Es kann auch als Einladung gedeutet werden, authentisch zu sein und sich treu zu bleiben. Nicht zuletzt kann es eine Aufforderung zum Ausdruck bringen, im Einklang mit der Natur zu leben und auch Grenzen zu respektieren.

Die drei delphischen Maximen können insgesamt als Impuls für eine Lebensführung verstanden werden, die auf Selbstkenntnis, auf das Wissen um das richtige Maß und die Fähigkeit zu Achtsamkeit basiert. Wie wichtig diese delphischen Maximen in der Antike waren, zeigt eine Geschichte über einen Becher, den der Mathematiker und Philosoph Pythagoras (570–510 v. Chr.) erfunden haben soll.[168] Dieser Becher wird als der *Pythagoreische Becher* oder als *Becher der Gerechtigkeit* bezeichnet. Pythagoras soll ihn entwickelt haben, um seinen Schülern die Bedeutung der zweiten delphischen Maxime (Nichts im Übermaß!) auf spielerische und dennoch eindrucksvolle Weise nahezubringen. Dazu eine fiktive Geschichte:

Pythagoras war nicht nur einer der großen Denker der Antike und bekannt als Mathematiker und Philosoph. Er war auch ein begnadeter Erfinder und einer der bedeutendsten Lehrer seiner Zeit. Er lebte in einer Gemeinschaft mit seinen Schülern und suchte nach neuen Wegen, seine Lehren zu vermitteln. Eines Tages bemerkte er, dass einige seiner Schüler während der gemeinsamen Mahlzeiten mehr Wein tranken als das Maß. Trotz seiner Hinweise und Belehrung zeigten diese Schüler keine Anzeichen von Mäßigung. Pythagoras wusste, dass er eine praktische Lösung finden musste, um die-

168 Es gibt keine historischen Belege für die Urheberschaft des *Pythagoreischen Bechers*. Gleichwohl existiert der Becher auch heute noch und erfreut sich auf der Insel Samos – dem Geburtsort des Pythagoras – als Souvenir bei Touristen großer Beliebtheit. Eine umfassende Übersicht über Pythagoras Leben, seine Lehren und die pythagoreische Tradition gibt die Stanford Encyclopedia of Philosophy. Online: https://plato.stanford.edu/entries/pythagoras/

sen Schülern eine passende Lektion zu erteilen. Daher konstruierte er einen speziellen Becher. Dieser sah von außen zwar aus wie ein normaler Trinkbecher, in seinem Inneren verbarg sich aber ein genialer Mechanismus. Der Becher konnte bis zu einer bestimmten Höhe sicher befüllt werden. Wenn aber Wein über diesen Punkt hinaus eingeschenkt wurde, wurde der gesamte Inhalt des Bechers durch ein Loch an der Unterseite entleert.

Bei der nächsten gemeinsamen Mahlzeit präsentierte Pythagoras die neuen Becher. Die Schüler bemerkten nichts Ungewöhnliches, füllten ihre Becher und begannen zu trinken. Doch diejenigen, die gierig waren und versuchten, mehr als das rechte Maß einzuschenken, mussten mit Entsetzen erleben, wie der gesamte Wein plötzlich aus ihren Bechern auf den Boden floss. Die Botschaft wurde von allen verstanden: Wenn du nicht Maß hältst, verlierst du alles!

So unsere fiktive Geschichte zu einem realen Gegenstand.[169] Möglicherweise war der Pythagoreische Becher eine Art Manifestation der zweiten delphischen Maxime, der den Menschen in der Antike half, das rechte Maß im Blick zu behalten und – gegebenenfalls – auf die eigene Maßlosigkeit hingewiesen zu werden. Vielleicht brauchen wir auch heute etwas Ähnliches, das uns zum Beispiel auf übermäßigen Medienkonsum hinweist.

In diesem Kapitel gehen wir davon aus, dass die antike Diätetik und die drei delphischen Maximen geeignete Anknüpfungspunkte für eine Rückbesinnung auf die Botschaft der Cura sind. Diätetik und delphische Maximen können jedem Einzelnen helfen, ein glückliches Leben zu führen, Krankheit und Leid – so sie dann auftreten – zu bewältigen oder zumindest zu lindern sowie schließlich die eigene Endlichkeit sinnhaft zu deuten: Ohne Angst und im Vertrauen auf die Cura. Für Gesellschaft, Wirtschaft und Politik ist eine Rückbesinnung in der Zeitenwende von großer Bedeutung. Der Weg zum Mammon und das Programm des Transhumanismus füh-

169 Auf YouTube gibt es diverse Filme, die den Becher beschreiben und die Funktionsweise erklären.

ren gerade in eine Sackgasse der Maß- und Grenzenlosigkeit, aus der nur ein beherztes Innehalten und eine konsequente Neuorientierung heraushelfen können. Wir werden zeigen, dass die Grundidee der antiken Diätetik und die delphischen Maximen durch neue Erkenntnisse aus Wissenschaft und Medizin bestätigt werden und einen anknüpfungsfähigen Entwurf bieten. Wichtig ist, dass anstelle des schnöden Mammons und der bloßen Machbarkeit der Mensch als soziales Wesen in den Mittelpunkt gerückt wird – Medizin und Gesundheit vom Menschen aus und für Menschen gedacht werden. Dazu richten wir einen erweiterten Blick auf die Begriffe Gesundheit und Krankheit sowie auf das komplexe Geschehen der Heilung. Wir beschreiben Heilung als Ausdruck der Selbstregulation und des »inneren Arztes«. Dabei geben wir eine kurze Einführung in die Erkenntnisse der Placebo-Forschung und verknüpfen diese mit unserem Wissen über die Selbstheilung. Im Hinblick auf die Entstehung und den Verlauf von Krankheit beschäftigen wir uns mit der modernen Stressforschung und rücken Stress in ein neues Licht. Nicht der Stress an sich ist das Problem, sondern unsere Deutung von Stress und unser Umgang damit beeinflussen das Risiko, krank zu werden. Wir weisen aber nicht nur auf Probleme hin, sondern wir schauen auch auf mögliche Lösungen. Dazu stellen wir die Polyvagal-Theorie vor, die einen überzeugenden Einblick in den komplexen Prozess der Selbstheilung gibt und Hinweise liefert, wie wir den »inneren Arzt« anregen und unterstützen können. Die Polyvagal-Theorie sehen wir neben der Placebo-Forschung als den wissenschaftlichen Beweis für die Botschaft der Cura. Beide belegen die Bedeutung von Sicherheit und Vertrauen in Situationen von Leid und Stress sowie bei Bedrohung durch Krankheit, Verletzung und Schwäche. Auf der Grundlage der Placebo-Forschung, der Stressforschung und der Polyvagal-Theorie stellen wir schließlich den neuen Begriff Valebo-Effekt vor, der die Notwendigkeit und Sinnhaftigkeit eines Umdenkens begründet: Jeder kann und soll Experte in Sachen der eigenen Selbstsorge sowie der Fürsorge und Pflege für andere sein. Eine breite Gesundheitsbewegung von unten wird das kranke Gesundheitssystem aus dem Würgegriff von Kommerzialisierung und

Technisierung befreien und in ein Cura-Wesen verwandeln, in dem der Mensch im Mittelpunkt steht.

Gesundheit und Krankheit: Ein erweiterter Blick

Wir beginnen mit einer Denkaufgabe, die zunächst wenig mit dem Thema Gesundheit gemein zu haben scheint. Es geht um Segelboote und das Segeln. Menschen konnten schon sehr früh in ihrer Geschichte Boote bauen und sich damit fortbewegen. Die Idee, bei der Fortbewegung die Kraft des Windes zu nutzen, führte zur Entwicklung des Segels. Stellen Sie sich einmal ein einfaches Segelboot vor! Es nutzt das Wasser, es nutzt den Wind und braucht das Erfahrungswissen und Können des Bootsbauers und des Seglers. Trotz der fortlaufenden technischen Entwicklung seit der Erfindung dieses genialen Fortbewegungsmittels sind Segelboote von damals und von heute hinsichtlich ihrer zugrunde liegenden Funktionalität immer noch vergleichbar. Allerdings haben fast alle modernen Segelboote im Unterschied zu ihren Vorläufern einen Außenbordmotor. Unsere Frage lautet nun: Wann braucht man heute beim Segeln eigentlich einen Außenbordmotor und warum? Wir kommen etwas später auf die Metapher des Segelbootes zurück und beziehen sie dann auf das Thema Gesundheit und Krankheit.

Die wohl bekannteste Definition von Gesundheit stammt von der Weltgesundheitsorganisation (WHO) und lautet: »Gesundheit ist ein Zustand des vollständigen körperlichen, geistigen und sozialen Wohlergehens und nicht nur das Fehlen von Krankheit oder Gebrechen.« Positiv an dieser Begriffsbestimmung ist, dass Gesundheit nicht auf den Körper und die Biologie begrenzt wird, sondern psychische und soziale Faktoren berücksichtigt werden. Begrüßenswert ist außerdem, dass Gesundheit nicht nur negativ als die Abwesenheit von Krankheit verstanden wird. Dennoch enthält die Definition der WHO auch etwas Problematisches. Gesundheit und Krankheit werden einander gegenübergestellt und voneinander getrennt. Gesundheit wird als ein stabiler Zustand *vollständigen* Wohlergehens verstanden. Paradoxerweise kann uns ein solches Verständnis von Gesundheit Stress bereiten und sogar krankheitsfördernd wirken. Ist man etwa, wenn man einmal nicht vollständig (!) im Wohlergehen schwelgt, schon krank? Sind Gesundheit und Krankheit überhaupt feste Zustände, die trennscharf voneinander unterschieden werden können? Oder gehören sie unauflöslich zusammen?

Abweichend von der WHO-Definition verstehen wir unter Gesundheit und Krankheit *dynamische Prozesse*, die – wie zwei Pole auf einem Kontinuum – miteinander verbunden sind und nur theoretisch voneinander getrennt werden. Eine strikte Trennung von Gesundheit und Krankheit widerspricht unseren Erfahrungen und der Wirklichkeit des Lebens. Niemand kann immer nur vollständig gesund sein und niemand kann nur krank sein: »Einzig das Zusammenspiel der gegensätzlichen Seiten führt letztlich zu dem, was wir Leben nennen.«[170]

Gesundheit bedeutet für uns weiterhin auch die Fähigkeit, dass man trotz Krankheit sein Leben so führen kann, dass es nicht von der Krankheit dominiert wird. Der Medizinhistoriker Dietrich von Engelhardt bezieht diese Facette von Gesundheit in seine Definition ein: »Gesundheit kann auch und angemessener als Fähigkeit bezeichnet werden, mit Behinderungen, Krankheit und Tod leben zu können. Medizin ist in dieser Perspektive dann die Paradoxie, heilen zu wollen, was letztlich nicht zu heilen ist und das jeden Tag mit Freude, Engagement und partiellem Erfolg zu tun.«[171] Gesundheit und Krankheit sind zudem für von Engelhardt »Grundphänomene des menschlichen Lebens«.[172] Als solche sind sie – wie alles in der Natur – Ergebnis von autoregulativen Prozessen in komplexen Systemen, in denen alles miteinander verbunden ist. Gesundheit

170 Christian Hess und Annina Hess-Cabalzar: Menschenmedizin – Für eine kluge Heilkunst. Suhrkamp 2006, S. 27.

171 Dietrich von Engelhardt: Heilende Kunst – künstlerische Heilung. 2016. Online: https://silo.tips/download/heilende-kunst-knstlerische-heilung

172 Ebenda.

und Krankheit sind ständig sowohl im Werden als auch im Vergehen. Zustände eines Gleichgewichts sind nur zeitweise möglich und außerordentlich labil. Gesundheit und Krankheit sind auch nicht objektiv und für alle gleich. Sie werden vielmehr subjektiv wahrgenommen und lassen sich in keine Norm pressen: »Sie beziehen sich auf Natur und Kultur, sind Biologie und Geist, stellen immer deskriptive und zugleich normative Begriffe dar, sind Beschreibung und Bewertung.«[173] Die Gründer der Gesundheitsbewegung in den 1980er-Jahren weigerten sich daher, Gesundheit als ein bestimmtes Ziel zu definieren, »das von uns stellvertretend für andere gesetzt wird«. Wenn Gesundheit subjektiv erlebt und konstruiert wird, gibt es konsequenterweise verschiedene Auffassungen von Gesundheit und unterschiedliche Wege zu ihr – in gleicher Weise wie es individuelle Vorstellungen von Schönheit und Glück gibt.[174]

Einer der Gründer der damaligen Gesundheitsbewegung war der Arzt und Gesundheitspolitiker Ellis Huber, der von 1987 bis 1999 Präsident der Berliner Ärztekammer war und auch heute einer der wichtigsten Vordenker einer neuen gemeinwohlorientierten Gesundheitsbewegung ist. Huber hat 1993 das Buch »Liebe statt Valium« veröffentlicht und mit dem Begriff *Gesundheits-Globus* deutlich gemacht, dass Gesundheit und Krankheit durch verschiedene Faktoren beeinflusst werden.[175] Diese Faktoren beziehungsweise Ebenen gehören alle zu einem komplexen Netzwerk und interagieren in diesem miteinander. Dabei wirken sowohl gesundheitsfördernde als auch krank machende Kräfte. Der Gesundheits-Globus beschreibt die vielfältigen Wechselwirkungen von der molekularen Ebene eines einzelnen Menschen bis hin zur übergreifenden Kultur, in der dieser Mensch lebt. Alles hängt miteinander zusammen und beeinflusst sich gegenseitig, wirkt in Richtung Gesundheit oder in Richtung Krankheit – unabhängig davon, ob wir uns dessen bewusst sind oder nicht. Jedes Individuum besteht aus Körper,

173 Ebenda.
174 Vorwort der Veranstalter: Programmbuch zum Gesundheitstag 1981 in Hamburg.
175 Ellis Huber: Liebe statt Valium. Plädoyer für ein anderes Gesundheitswesen. Argon 1993.

Geist und Seele. Der Körper besteht aus Organen, diese aus Gewebe. Gewebe besteht aus Zellen und diese wiederum aus Molekülen. Alles ist in diesem Mikrokosmos in immer noch kleinere Teilchen differenzierbar. Das Individuum gehört aber auch zu einem Makrokosmos, in dem alles größer wird.[176] Jeder gehört zu einer Familie und hat Freunde, lebt und arbeitet gemeinsam mit anderen Menschen (Arbeitskollegen, Nachbarn etc.) in einer bestimmten Region. Jeder ist Teil einer Gesellschaft, Bürger eines Staates und teilt mit anderen Menschen eine Kultur. Da alles in Wechselwirkung steht, spiegelt sich in jeder Zelle nicht nur die nächsthöhere Ebene wider, sondern die gesamte Welt.

In der globalen Welt von heute gibt es weitere Ebenen, die über die nationaler Kulturen hinausgehen. Über diese hinaus wirken zunehmend Ebenen, die alle Menschen betreffen. Die weltweiten Krisen der letzten Jahre zeigen, dass der Einzelne nicht losgelöst vom Ganzen gesund sein kann. International hat diese grundlegende Einsicht bereits einen Ausdruck gefunden: »One Health – One World«. Das Schicksal eines jeden Menschen hängt in einer globalen Welt nicht nur von der Region, in der er lebt, sowie seinen sozialen und kulturellen Lebensverhältnissen ab. Es ist heute auf das Engste mit der Gesundheit seiner Artgenossen und aller anderen Lebewesen (Tiere und Pflanzen) auf der Erde sowie dem Zustand der gesamten Biosphäre verbunden. Wenn Mutter Erde durch das in diesem Umfang und dieser Wucht nie gekannte Eingreifen des Menschen in die Biosphäre bedroht wird, gefährdet der Mensch letztendlich sich selbst und seine eigene Gesundheit. Ist unsere Mitwelt krank, kann auch die beste Medizin einem kranken Menschen nicht helfen. In einer globalen Welt gilt, dass es nur eine Gesundheit gibt und dass diese unteilbar ist. Gesund sein auf Kosten anderer beziehungsweise der Mitwelt geht nicht (mehr). Die Weltgesundheitsorganisation begrüßt und unterstützt aus diesem Grund internationale Initiativen, die sich unter dem Motto *One Health*

176 Dazu das Buch von Phylis und Philip Morrison: Zehn Hoch. Dimensionen zwischen Quarks und Galaxien. Spektrum-Verlag 2002 und der gleichnamige Film auf YouTube.

– *One World* für eine globale und systemische Gesundheitspolitik gebildet haben.[177]

Was es bedeutet, wenn alles miteinander zusammenhängt und sich gegenseitig beeinflusst, zeigt der indisch-amerikanische Mediziner Deepak Chopra mit seiner Aussage: »Es hat an einem Nagel gefehlt.« Der Spruch stammt aus einer längst vergangenen Zeit, in der es noch Pferde und keine Autos gab:

Mangels eines Nagels ging das Hufeisen verloren
Mangels eines Hufeisens ging das Pferd verloren
Mangels eines Pferdes ging der Reiter verloren
Mangels eines Reiters ging die Nachricht verloren
Mangels einer Nachricht ging die Schlacht verloren
Mangels einer Schlacht ging das Königreich verloren
Und alles nur, weil es keinen Hufnagel gab.

Unsere Gesundheit kann von einem einzigen fehlenden »Nagel« abhängen. Ob wir uns eher in Richtung Gesundheit oder in Richtung Krankheit bewegen, hängt also nicht zuletzt auch davon ab, dass im Mikro- und im Makrokosmos alles im Gleichgewicht ist und miteinander eine »Melodie des Lebens« spielt.

Das Biopsychosoziale Modell von Gesundheit und Krankheit

Unser hier nur kurz vorgestelltes Verständnis von Gesundheit und Krankheit hat sich einerseits aus der Beschäftigung mit der modernen Placebo-Forschung ergeben und entspricht andererseits dem Grundgedanken des biopsychosozialen Modells der Medizin. Ergebnisse der Placebo-Forschung bestätigen die Zusammenhänge zwischen körperlichen und psychisch-mentalen Vorgängen sowie

177 Online: https://www.who.int/news/item/01-12-2021-tripartite-and-unep-support-ohhlep-s-definition-of-one-health

sozialen Gegebenheiten. Sie untermauern die Notwendigkeit einer neuen Sichtweise auf Gesundheit und Krankheit sowie einer Neubestimmung der Rollen von Ärzten und Patienten für die Gesunderhaltung und Heilung.

Die Vorstellung, dass Menschen als eine Körper-Geist-Einheit in Wechselwirkung mit der komplexen Mitwelt stehen und zur Selbstregulation fähig sind, ist keineswegs neu. Das theoretische Modell dazu ist das in Fachkreisen bekannte biopsychosoziale Modell des amerikanischen Psychiaters George Libman Engel (1913–1999), welches er in den 1970er-Jahren als eine notwendige Ergänzung zur rein biomedizinischen Denkweise wissenschaftlich begründete.[178] Die Kritik am Maschinenmodell des Menschen, das Krankheit und Gesundheit ausschließlich auf den Körper reduziert, war sein Ausgangspunkt.

Engel begründete sein Modell einer biopsychosozialen Medizin fast zeitgleich mit der Entstehung der Psychoneuroimmunologie. Engel selbst war in die Entwicklung der Psychoneuroimmunologie nicht eingebunden, jedoch führt der Weg beider Ansätze in dieselbe Richtung. Es geht um das »Zusammendenken« vieler Faktoren unseres komplexen Lebens und Daseins, die für Krankheit und Gesundheit entscheidend sind. Aus einem solchen erweiterten Blickwinkel scheint die Reduktion unserer Gesundheit auf biochemische Vorgänge nicht nur viel zu kurz gegriffen, sondern fast schon lächerlich zu sein.

Das biopsychosoziale Modell ist ein systemtheoretischer Ansatz. Der menschliche Körper gleicht demnach einem System mit verschiedenen Subsystemen (Nervensystem, Immunsystem, Hormonsystem), die sich wechselseitig beeinflussen. Der Mensch ist mit seinen Gedanken, Gefühlen und seinem Verhalten auch Teil eines sozi-

178 Engel publizierte sein Konzept in der renommierten Zeitschrift Science und leitete damit den anstehenden Paradigmenwechsel in der Medizin ein, der jedoch bis heute noch nicht abgeschlossen ist. George L. Engel: The need a new medical model: a challenge for biomedicine. In: Science. Band 196, 1977, S. 129–136.

alen Systems und der Mitwelt. Gesundheit bedeutet im Hinblick auf dieses Modell nach dem klinischen Psychologen und Verhaltensmediziner Josef Egger[179], die Kompetenz zu haben »beliebige Störungen auf beliebigen Systemebenen autoregulativ zu bewältigen«.[180] Krankheit ist dementsprechend die Abwesenheit dieser autoregulativen Kompetenz. »Nicht das Fehlen von pathogenen Keimen (Viren, Bakterien etc.) oder das Nichtvorhandensein von Störungen/Auffälligkeiten auf der psychosozialen Ebene bedeuten demnach Gesundheit, sondern die Fähigkeit, diese pathogenen Faktoren ausreichend wirksam zu kontrollieren.«[181]

Das biopsychosoziale Modell von Engel fördert das Verständnis dafür, dass psychologische und soziale Faktoren mit biologischen Prozessen zusammenwirken und somit Gesundheit und Krankheit beeinflussen können. Die Psychoneuroimmunologie liefert wissenschaftliche Erkenntnisse, die diese Verbindungen auf molekularer und zellulärer Ebene bestätigt. Psychoneuroimmunologische Studien haben zum Beispiel gezeigt, dass Stress, Emotionen und andere psychologische Faktoren direkt das Immunsystem beeinflussen können, was wiederum Auswirkungen auf die Gesundheit haben kann. Insbesondere der Psychoneuroimmunologe Christian Schubert[182] unterstützt das Grundkonzept des biopsychosozialen Modells, dass Körper und Geist nicht voneinander getrennt sind, sondern in einer komplexen Wechselbeziehung stehen. Seine Forschung trägt dazu bei, die Mechanismen zu verstehen, durch die die verschiedenen Komponenten dieses Modells miteinander interagieren. Die Placebo-Forschung und die Psychoneuroimmunologie passen damit in das breitere Rahmenwerk des biopsychosozialen Modells.

179 Egger war Inhaber des ersten Lehrstuhls für biopsychosoziale Medizin im deutschsprachigen Raum.

180 Josef W. Egger: Das biopsychosoziale Krankheitsmodell. Grundzüge eines wissenschaftlich begründeten ganzheitlichen Verständnisses von Krankheit, 2005, Psychol Med 16,2, S. 5.

181 Ebenda., S. 5.

182 Christian Schubert: *Was uns krank macht – Was uns heilt: Aufbruch in eine Neue Medizin. Das Zusammenspiel von Körper, Geist und Seele besser verstehen.* Fischer & Gann 2016.

Auch wenn das biopsychosoziale Modell immer noch kein gängiges Praxismodell in der Medizin von heute ist, hat es sich im Denken und Handeln der Medizin und Gesundheitswissenschaften sehr stark verbreitet. Dies zeigt unter anderem auch die Ottawa-Charta der Weltgesundheitsorganisation zur Gesundheitsförderung von 1986.[183] In diesem Dokument finden wir eine Antwort auf die Frage, wie und wo Gesundheit und Heilung entstehen:

»Gesundheit wird von Menschen in ihrer alltäglichen Umwelt geschaffen und gelebt: dort, wo sie spielen, lernen, arbeiten und lieben. Gesundheit entsteht dadurch, dass man sich um sich selbst und für andere sorgt, dass man in die Lage versetzt ist, selbst Entscheidungen zu fällen und eine Kontrolle über die eigenen Lebensumstände auszuüben sowie dadurch, dass die Gesellschaft, in der man lebt, Bedingungen herstellt, die all ihren Bürgern Gesundheit ermöglichen. Füreinander Sorge zu tragen, Ganzheitlichkeit und ökologisches Denken sind Kernelemente bei der Entwicklung von Strategien zur Gesundheitsförderung.«

Es scheint, dass in diesem Dokument der Geist der Cura weht und das Fundament zu einem Cura-Wesen für unsere heutige Zeit gelegt worden ist. Daher kommen wir noch einmal auf die Metapher des Segelbootes zurück, die uns verstehen hilft, was Gesundheit ist. Unsere Ausgangsfrage war, wann beziehungsweise warum man heute beim Segeln einen Außenbordmotor braucht. Die Antwort ist einfach und klar. Ein Außenbordmotor wird bei Segelbooten nur als Hilfsantrieb eingesetzt: beim Manövrieren im Hafen oder um eine Flaute zu überbrücken. Ansonsten definiert sich ein Segelboot ja dadurch, dass es in erster Linie durch Windkraft fortbewegt wird. Hat man genügend Wind, so braucht ein guter Segler zumindest außerhalb des Hafens wohl nur in Notsituationen den Außenbordmotor. Was das Segeln betrifft, hat die Natur uns eigentlich alles gegeben, damit wir uns fortbewegen können: das Wasser und den Wind. Die

183 WHO: Ottawa-Charta zur Gesundheitsförderung 1986. Online: https://www.euro.who.int/__data/assets/pdf_file/0006/129534/Ottawa_Charter_G.pdf

Entwicklung menschlicher Kultur hat schließlich dazu geführt, dass wir Boote und Segel bauen beziehungsweise herstellen können sowie auf dem Wasser gezielt navigieren können. Zu einer besseren Risikobewältigung haben Menschen mithilfe von Technik Hilfsmittel erschaffen: eben auch den Außenbordmotor. Er bringt mehr Sicherheit und mehr Entscheidungsfreiheit. Aber ein passionierter Segler wird wohl kaum sein Segelboot nur mit dem Außenbordmotor betreiben.

Was haben nun das Segelboot und unsere Gesundheit gemeinsam? In unserem Vergleich mag das Segelboot für die Gesundheit unseres Körpers stehen, der Segler für unseren Geist und unser Bewusstsein sowie schließlich Wasser und Wind für die Naturkräfte, die unsere Gesundheit beeinflussen. Reederei und Segelschulen mögen für Krankenhäuser und Bildung stehen; der Außenbordmotor schließlich für unsere moderne Medizin samt ihrer Technik. So wie beim Segeln der Außenbordmotor wichtig und manchmal auch lebensrettend sein kann, ist die moderne Medizin für unsere Gesundheit und unser Wohlergehen unverzichtbar und als ein sehr hohes Gut zu schätzen. Aber mit dem Blick auf die Metapher vom Segelboot wird deutlich, dass es wohl keinen Sinn macht, wenn wir in Sachen unserer Gesundheit nur noch den Außenbordmotor betätigen, obwohl wir doch ein Segelboot haben, Wind und Wasser da sind und auch unser Wissen zum Navigieren ausreicht! Dadurch, dass wir – metaphorisch gesprochen – in Sachen Gesundheit nur noch auf den Außenbordmotor vertrauen, machen wir ein graziles Segelboot zu einer teuren und störanfälligen Maschine, die nicht mehr funktionieren kann, wenn einmal der Strom ausfällt. Spätestens dann müssen wir wieder das Segeln lernen.

Möglicherweise liegt die zeitlose Botschaft der Heilkunst gerade in der Einfachheit des Segelns verborgen: Es ist alles da, um kranken Menschen zu helfen. Wir müssen uns nur wieder darauf besinnen: auf eine grundlegende Haltung der liebevollen Präsenz und Fürsorge, auf die Heilkraft der Natur und unserer Kultur und nicht zuletzt auf den »inneren Arzt« in uns selbst. Es ist gut, dass wir durch die technische Medizin eine Art Außenbordmotor haben, aber wir sollten ihn für wirkliche Notsituationen zurückstellen und seine Kraft nicht unnütz vergeuden. Vielleicht sind wir schließlich gut beraten, nicht auf eine Notsituation zu warten, um uns wieder mit dem Wesen der Heilkunst und der Botschaft der Cura vertraut zu machen. Wir können schon jetzt die Prinzipien Fürsorge, Pflege, Selbstsorge und Sorgfalt als Essenz einer zeitlosen Heilkunst praktizieren – wo immer es sinnvoll und möglich ist.

Der Placebo-Effekt, unsere Erwartung und die Selbstheilung

In der Auseinandersetzung mit dem Placebo-Effekt stehen wir inmitten eines Spannungsfelds unterschiedlicher Erklärungsmodelle, Perspektiven, Menschenbilder sowie zwischen etablierten und alternativen Behandlungsansätzen. Wenngleich der Placebo-Effekt eine Hauptrolle in der Placebo-Forschung einnimmt und das Interesse an dieser Thematik stetig wächst, ist er immer noch eine Vergleichsgröße und sogar ein Störfaktor, beispielsweise bei der Testung von spezifischen Medikamentenwirkungen in klinischen Studien. Placebos sind in diesem Kontext weiterhin die notwendige inhaltslose Täuschung einer »Scheinbehandlung«. Mit anderen Worten, die Perspektive und Zielsetzung sind entscheidend, unter der wir die Erkenntnisse der Placebo-Forschung beziehungsweise der Forschung im Allgemeinen betrachten und nutzen.

Warum das Placebo wirkt – ein kurzer Überblick

Die Wirksamkeit einer Behandlung wird üblicherweise auf die verwendete spezifische Intervention als Ursache einer Heilung zurückgeführt, die wir von anderen Behandlungsverfahren abgrenzen können. Wenn ein Arzt uns beispielsweise ein Medikament verschreibt oder wir operiert werden, dann gehen wir davon aus, dass das Medikament oder die Operationsmethode geholfen hat. Die Placebo-Behandlung kann aber ebenfalls wirkungsvoll sein. Durch die Auseinandersetzung mit dem, was das Placebo wirkungsvoll macht, wissen wir bereits, dass es als »wirkungsvolles Scheinmedikament« ein Konstrukt ist.[184] Dies ist der Fall, da das gängige medizinisch-wissenschaftliche Wirkmodell nur eine bestimmte Art an wirkungsvollen Faktoren anerkennt – eine Substanz, die Operationsmethode und weitere physiologische Interventionen. Tragende Komponenten eines Genesungsprozesses – wie die Qualität der Fürsorge in der Patientenversorgung – treten in diesem Modell in den Hintergrund. In Bezug auf eine Behandlung von körperlichen Symptomen kann aber im Prinzip alles wirkungsvoll sein oder eine Wirkung verstärken, was für uns eine Bedeutung besitzt und soziokulturell mit Bedeutung aufgeladen wurde.

Dank der Placebo-Forschung wissen wir, dass sich hinter der Wirkung des Placebos die Wirkmacht psychosozialer Faktoren und situativer Kontexte verbirgt. Genauer betrachtet wird diese Wirkmacht durch Erwartungen, Konditionierungen und/oder weitere Lerneffekte erzeugt beziehungsweise moderiert – ob bewusst oder unbewusst. Es treten *messbare physiologische Reaktionen* im Körper auf, was die Abwertung als rein psychologische Wirkung widerlegt. Die Verschleierung des »inhaltslos« Wirkungsvollen durch die Sammelbegriffe Placebo und Placebo-Effekt ist damit obsolet.[185]

Eine besonderer Wirkfaktor, der das innere Befinden und die äußeren Gegebenheiten verknüpft, ist die *Bedeutungsgebung* des Einzelnen oder innerhalb einer Gruppe. Situationen, in denen wir uns in bestimmten Kontexten befinden (zu Hause, Arbeit, Schule, Arztpraxis etc.) sowie zwischenmenschlichen Interaktionen messen wir eine bestimmte Bedeutung bei. Auch die Bedeutungsgebung ande-

---

184 Mehr dazu in unserem Buch: Hartmut Schröder und Elisabeth Grunwald: Der Placebo- und Nocebo-Effekt. Illusion, Fakten und die Realität. Crotona 2022.

185 Ebenda.

rer Menschen kann einen Einfluss auf uns haben. Nichts davon ist ungefiltert, denn bereits vorhandene Erwartungen und Konditionierungen färben solche Momente. Aus der Bedeutungsgebung kann dem Medizinanthropologen Daniel Moermann[186] zufolge die *Bedeutungswirkung* (meaning response) entstehen, die mit dem Begriff des Placebo-Effekts gleichzusetzen ist. Unsere Bedeutungsgebung wirkt sich also auf unsere Gesundheit aus, denn sie beeinflusst die Reaktion oder die Selbstregulation von Körper und Geist. Die Bedeutungswirkung (Placebo-Effekt) entsteht aus der Gesamtheit der wirkungsvollen Kontextfaktoren einer jeden Behandlung. Die Kontextfaktoren sind neben der spezifischen Behandlungsmethode gemäß dem amerikanischen Psychiater Jerome Frank (1909–2005) die therapeutische Beziehung, das Setting, der Erklärungsmythos und das therapeutische Ritual.[187]

Zieht man ausschließlich das konventionelle medizinische Wirkmodell zur Erklärung einer Wirkung heran, dann wäre beispielsweise Psychotherapie »nur« ein Placebo. Es benötigt daher ein medizinisches Modell extra für die Psychotherapie, das zwischen der spezifischen psychologischen Behandlungsmethode und wieder den Kontextfaktoren unterscheidet. Die Psychologin Nadine Reiband beschreibt, dass im Modell der Psychotherapie »sowohl spezifische therapeutische Interventionen als auch zufällig entstandene Effekte psychologischer Natur«[188] (sind). In diesem Modell – auch wenn es zunächst nur die psychische Ebene adressiert – können also psychologische Interventionen eine spezifische Wirkung haben. Psychologische Interventionen und die (zielgerichtete) Kommunikation werden gerade in der Placebo-Forschung genutzt, um »Placebo-Effekte« zu erzeugen. Beispiele dafür gibt auch das Forschungsprojekt zur Behandlungserwartung, welches im weiteren Verlauf vorgestellt wird.

186 Daniel Moerman: Meaning, Medicine and the »Placebo Effect«. Cambridge University Press 2002.

187 Jerome D. Frank: Die Heiler. Wirkungsweisen psychotherapeutischer Beeinflussung. Vom Schamanismus bis zu den modernen Therapien. Klett-Cotta Verlag 1997.

188 Nadine Reiband: Klient, Therapeut und das unbekannte Dritte. Carl-Auer Verlag 2006, S.17.

Ebenso ist der Körper bei einer Psychotherapie beteiligt. Allein neue Denk- und Verhaltensweisen schaffen Neuronenverbindungen, oder die Angst- und Trauerbewältigung beeinflusst biochemische Prozesse in unserem Körper. Zum Verständnis von Placebo-Effekten wird daher ein erweitertes Wirkmodell benötigt. Das bereits beschriebene biopsychosoziale Modell von Engel macht das Zusammenwirken verschiedener Faktoren erklärbar und damit auch Placebo-Effekte verstehbar. Die Trennung von Körper und Geist wird darin aufgehoben.

Betrachten wir Bedeutungswirkungen (Placebo-Effekte), so können Informationen eingebettet in einen wirkungsvollen Kontext auch sehr spezifische Auswirkungen haben. Letztendlich können wir uns nicht *nicht* in einem bestimmten Kontext befinden.[189] Der Medienwissenschaftler Martin Andree[190] macht in seiner Habilitationsschrift deutlich, dass Informationen durch die Bedeutungswirkung ähnliche Reaktionen im Gehirn haben können wie pharmakologische Substanzen. Das heißt, Texte haben beispielsweise eine »toxische« Wirkung, wenn Probanden über bestimmte Nebenwirkungen wie Kopfschmerzen oder Schwindel aufgeklärt werden und der Körper entsprechend reagiert. Tatsächlich wurde aber ein Placebo verabreicht. Solche Erfahrungen haben bereits unzählige Probanden gemacht, die als Studienteilnehmer der Placebo-Gruppe angehörten. Informationen können Behandlungsverläufe auch positiv beeinflussen. Ein Beispiel ist die Umdeutung von Symptomen während einer Behandlung von Nahrungsmittelallergien mit dem Namen »Oral Immunotherapy«. Sie wird im Sean N. Parker Center for Allergy and Asthma Research der Stanford Universität durchgeführt. Patienten erhalten hierfür kleine Portionen des Allergens zur Hyposensibilisierung, welche Stück für Stück ge-

189 Wir lehnen uns hier in der Formulierung an das erste Axiom der Kommunikation von Paul Watzlawick an: Man kann nicht nicht kommunizieren. Paul Watzlawick: Menschliche Kommunikation. Formen, Störungen, Paradoxien. 9. unveränderte Auflage 1996, Verlag Hans Huber, S. 53.

190 Martin Andree: Heilende Zeichen, toxische Texte, ansteckende Informationen. Wilhelm Fink 2018.

steigert werden. Nebenwirkungen der Behandlung – also mitunter Allergiesymptome – sind nicht gefährlich, können aber den Behandlungsverlauf beeinflussen. Wichtig ist, wie Patienten mit diesen Nebenwirkungen umgehen. Die Psychologin Kari Leibowitz[191] beschreibt, dass solche Behandlungssymptome in der Therapie sogar genutzt werden. Patienten erhalten die Information, dass diese Symptome gerade ein Hinweis für die Wirkung der Behandlung sind, der Körper also auf die Behandlung anspricht. Solche »Placebo-Effekte« sollen künftig in Therapiekonzepte miteinbezogen und für den Therapieerfolg genutzt werden.

Behandlungserwartung – ein Blick in die aktuelle Placebo-Forschung

Das aus der Placebo-Forschung hervorgegangene Projekt »TRR 289, Treatment Expectation«[192] untersucht speziell den Einfluss der Erwartungen von Patienten auf eine Behandlung. Dies ist möglich dank der Ergebnisse der vorangegangenen Placebo-Forschung, die die Bedeutung der Erwartungshaltung von Patienten für den Behandlungserfolg bestätigt. Seit 2020 forschen die Leiterin der neurologischen Schmerzambulanz am Universitätsklinikum Essen, Prof. Dr. Ulrike Bingel, und ihr Team in diesem interdisziplinär angelegten Forschungsprojekt. Finanziert wird das Projekt von der Deutschen Forschungsgemeinschaft (DFG) mit circa zwölf Millionen Euro. Es ist erfreulich, dass die Placebo-Forschung sich auf Basis der Grundlagenforschung der letzten drei Jahrzehnte weiter spezialisieren kann.

Das aktuelle Projekt hat das Ziel, das bereits vorhandene Wissen über den Einfluss der Erwartungen von Patienten auf eine Behandlung zu vertiefen und darauf aufbauend praxisorientierte Behandlungsansätze zu entwickeln. Dazu untersucht das Forschungsteam

191 Kari Leibowitz: www.youtube.de: SIPS Science Slam 2023 (Duisburg).
192 Treatment Expectation TRR 289: www.treatment-expectation.de

von Ulrike Bingel experimentell die Mechanismen und Auswirkungen der Erwartungen von Patienten im Hinblick auf körperliche und psychische Erkrankungen. Die beiden Schwerpunkte des Projekts bilden chronische Schmerzen und Depressionen. Placebo-Effekte sollen künftig als zusätzliche Wirkungsverstärker zur Standardtherapie genutzt werden. Das heißt zum Beispiel, dass Medikamente wie gehabt zum Einsatz kommen und Placebo-Effekte zusätzlich durch eine positive Kommunikation den Behandlungserfolg noch steigern sollen.

Die Entwicklung praxisnaher Weiterbildungen für das medizinische Personal zum Placebo- und Nocebo-Effekt ist ein weiteres wichtiges Ziel. Dieser Aufgabe widmet sich unter anderem die Gesundheitspsychologin Andrea Evers, die zusätzlich in dem von der Europäischen Union geförderten »Erasmus+ Projekt PANACEA« involviert ist. Dieses Projekt soll Schulungsprogramme für Europa entwickeln und standardisieren. Die Erkenntnisse aus der Placebo-Forschung finden auch dadurch zunehmend eine praktische Anwendung im klinischen Alltag.

Bereits 2018 kamen Evers und weitere 28 Placebo-Forscher im Rahmen der ersten Konferenz der »Society for Interdisciplinary Placebo Studies« (SIPS) zusammen. Es entstand ein Expertenkonsens[193] zum Thema Placebo- und Nocebo-Effekte für den klinischen Alltag, der Empfehlungen zur Nutzung beziehungsweise Vermeidung dieser Effekte als Bestandteil regulärer Behandlungen beinhaltet. Patienten sollen über Placebo- und Nocebo-Effekte also so informiert werden, dass der Behandlungserfolg maximiert und Nebenwirkungen reduziert werden. Die Interaktion von Patienten und medizinischem Personal sollte sich durch Vertrauen, Zugewandtheit und Empathie auszeichnen. Auch der Einsatz von Placebos unter Einbezug der Patienten (offene Placebo-Gabe) wird empfohlen, wenn die Verschrei-

193 Andrea W M Evers et al.: Implications of Placebo and Nocebo Effects for Clinical Practice: Expert Consensus. In: Psychotherapy and psychosomatics vol. 87,4 (2018): 204–210.

bung legal und die Wirksamkeit nachgewiesen ist. Im Fokus steht dennoch die Art und Weise der Kommunikation.

Um die Erwartung von Patienten als Einflussfaktor gezielt in Therapiekonzepten positiv zu nutzen, erhalten das Gespräch und die Zuwendung wieder mehr Aufmerksamkeit. Medizin trifft auf Psychologie. Der Psychologe Winfried Rief, der zum Team des Projekts gehört, hat zusammen mit dem PSY-HEART-II Core-Team das Therapiemanual »EXPECT«[194] erstellt. Es dient zur Optimierung der Erwartungen bei Patienten, die auf eine aortokoronare Bypass-Operation warten. Die darin vorgeschlagene Kurzintervention wurde bereits in einer Studie[195] von Rief und Kollegen erfolgreich getestet. In zwei persönlichen Treffen und zwei Telefongesprächen wurden die Patienten auf die Operation und die Zeit danach vorbereitet. Dabei wurden unter anderem die Erwartungen hinsichtlich der Operationsergebnisse in eine positive Richtung gelenkt. Gleichzeitig ging es um den Umgang mit sowie die Bewältigung von negativen Emotionen und Nebenwirkungen wie Schmerzen. Teil der Intervention war, dass die Betroffenen mental einen konstruktiven Weg der Genesung nach der Operation vorzeichneten. Patienten, die diese Vorbereitung durchlaufen hatten, ging es deutlich besser als jenen, die diese Kurzintervention nicht erhalten hatten.

Rief hat sich außerdem zusammen mit Tobias Kube und weiteren Forschern[196] dem Thema Depressionen und Erwartungen gewidmet. Laut ihrer Überblicksarbeit werden Depressionen mit verschiedenen Erwartungshaltungen in Verbindung gebracht. Diese sind beispielsweise eine niedrige Selbstwirksamkeitserwartung oder generelle negative Erwartungen im Hinblick auf die Zukunft. Das schließt den Mangel an positiven Erwartungen bezüglich der Zukunft und

194 Johannes Laferton et al.: EXPECT – Eine präoperative psychologische Kurzintervention zur Erwartungsoptimierung vor einer Herzoperation. In: PsyArXiv; 2023.

195 Winfried Rief et al.: Preoperative optimization of patient expectations improves long-term outcome in heart surgery patients: results of the randomized controlled PSY-HEART trial. In: BMC medicine vol. 15,1 4. 10. Jan. 2017.

196 Tobias Kube et al.: Distorted Cognitive Processes in Major Depression: A Predictive Processing Perspective. In: Biological psychiatryvol. 87,5 (2020): 388–398.

nicht förderliche Erwartungen in bestimmten Situationen mit ein. Die negativen Erwartungshaltungen bei depressiven Menschen sind oftmals so dominant, dass sie positive Erfahrungen nicht zu Referenzerfahrungen werden lassen.

Das Projekt zeigt, wie wichtig die Fürsorge und die Integration psychologischer Ansätze zur Nutzung des Placebo-Effektes sind. Der Patient soll darüber hinaus als aktiver Mitgestalter seines eigenen Gesundungsprozesses gefördert werden, indem er die Wirkung der Erwartung in Bezug auf eine Behandlung für sich nutzen lernt. Als Patienten können wir beispielsweise durch eine hoffnungsvolle Erwartungshaltung die positive Wirkung einer Behandlung verstärken. Wir können uns zudem bewusst machen, dass wir im Falle des Auftretens von Nebenwirkungen gut versorgt sind. Dies stärkt das Sicherheitsgefühl und das Vertrauen in die Behandlung. Auf der Webseite des Forschungsprojekts[197] finden Sie weitere Informationen darüber, wie Sie Behandlungen positiv beeinflussen können. Damit werden Sie ein Experte in eigener Sache und sind Teil der Veränderungen, die die Placebo-Forschung im Umgang mit Krankheit und Gesundheit auslöst.

Den Placebo-Effekt als positiven Einfluss und Wirkungsverstärker einer konventionellen Behandlung zu nutzen, macht durchaus Sinn. Doch schöpft es das Potenzial des Placebo-Effektes – unser Potenzial zur Selbstheilung – wirklich aus?

Vom Placebo-Effekt zur Anerkennung der Selbstheilungskräfte

Ein Meilenstein auf dem Weg vom Placebo-Effekt (und dem Moment der Täuschung) hin zur Anerkennung und selbstwirksamen Aktivierung unserer Selbstheilungskräfte sind die sogenannten »Open-La-

197 Internetseite des Forschungsprojektes: www.treatment-expectation.de

bel-Studies«. Die Probanden der Studie wissen, dass sie ein Placebo erhalten. Sie werden also nicht mehr getäuscht und trotzdem ist das Placebo wirksam. Das (alte) Argument des Getäuscht-Werden-Müssens als Voraussetzung für einen Placebo-Effekt stellte sich mit der Bestätigung der Wirksamkeit offener Placebo-Gaben als falsch heraus. Der Kontext der Behandlung und das gewohnte Ritual der »Medikamenteneinnahme« sind anscheinend so fest in uns verankert und überzeugend, dass der Körper darauf reagiert. Mit dem Wegfall dieses Rituals und des Umsorgtseins während der Studien kann es allerdings mitunter passieren, dass die alten Symptome bei den Probanden wiederkehren. Es ist eine interessante Frage für die zukünftige Forschung, wodurch dieser »Rückfall« zu erklären ist und wie man ihn nachhaltig verhindern kann.

Was können wir nun vom Placebo-Effekt über Selbstheilung lernen? Selbstheilung in Bezug auf unseren Körper ist zunächst ein ganz natürlicher und alltäglicher Prozess. Sie setzt die Fähigkeit des Körpers voraus, sich eigenständig regulieren und beispielsweise bei Verletzungen regenerieren zu können. Unser Körper verfügt über eine eigene »Intelligenz« und weiß damit genau, wo was zu tun ist. Selbstheilung schließt dementsprechend den natürlichen Krankheitsverlauf mit ein, was streng genommen per definitionem kein Placebo-Effekt wäre. Hintergrund ist, dass der Placebo-Effekt eine Reaktion auf etwas darstellt, was einen Krankheitsverlauf positiv beeinflusst.[198] Für dessen Entstehung ist die Fähigkeit der Selbstheilung beziehungsweise Selbstregulation jedoch Voraussetzung. Er verweist damit auf unseren »inneren Arzt« und unsere »innere Apotheke«, das heißt auf unsere Selbstheilungskraft.

Der Placebo-Effekt ist dennoch weiterhin Ausdruck einer Selbstregulation des Körpers, die unbemerkt abläuft, da die gesamte Aufmerksamkeit auf die spezifisch wirksame Behandlungsmethode gerichtet wird. Damit sind die gängigen medizinischen Behand-

198 Der Begriff »Placebo-Antwort« kann je nach Kontext als Synonym dienen.

lungsmethoden angesprochen. Der Körper kann beispielsweise von sich aus körpereigene Schmerzmittel produzieren, wenn wir ein Schmerzmittel zu uns nehmen. Der Schmerz lässt deutlich früher nach, als das Medikament nach der Einnahme überhaupt seine Wirkung entfalten kann. Normalerweise benötigt eine Schmerztablette circa eine Stunde, um ihre Wirkung voll zu entfalten. Erleichterung verspüren wir häufig schon nach ein paar Minuten. Dies wird möglich, weil wir erwarten, dass der Schmerz nachlässt und der Körper durch das Ritual der Tabletteneinnahme bereits konditioniert wurde. Dennoch nehmen wohl die meisten Anwender von Schmerzmitteln immer noch an, dass nur ein Wirkstoff diese Wirkung haben kann und der Körper zur eigenen Schmerzlinderung gar nicht fähig ist. In letzter Instanz ist es immer unsere Selbstheilungskraft, die generell bei allen Interventionen für die vollständige Genesung verantwortlich ist. Es gilt also, sich der Selbstheilungskraft immer wieder bewusst zu werden.

In Bezug auf die Wirksamkeit etablierter Behandlungsmethoden sowie Placebo-Effekten sieht der Psychologe Harald Walach[199] das Placebo sogar als die wohl spezifischste Arznei überhaupt. Demnach sind Placebo- oder Selbstheilungs-Effekte auch die spezifischeren Wirkungen, da sie dort entstehen, wo der Körper diese braucht. Im Gegensatz dazu wirken Medikamente im ganzen Körper, sodass dadurch Nebenwirkungen entstehen können. Walach zufolge führen die unspezifische Stimulation (durch die bereits beschriebenen Kontextfaktoren) und die körpereigenen Selbstregulationsmechanismen zur wohl spezifischsten Heilwirkung.

Da der Placebo-Effekt beispielsweise aufgrund der inneren Haltung (Erwartungshaltung) oder unserer Bedeutungsgebung entstehen kann, geht es um Achtsamkeit in Bezug auf solche Wirkfaktoren. Als selbst-wirksame Experten für die eigene Gesundheit und im Sinne des Valebos unterstützen wir die Selbstregulation jedoch bewusst

199 Harald Walach: Placebo ist die spezifischste Arznei. Online 2017: www.homöopathie-forschung.info/placebo/

positiv. Dazu gehören auch psychologische Interventionen, denn durch die Thematik des Placebo-Effekts rücken individuelle Erfahrungen, Erwartungen, Konditionierungen und Mindsets in den Vordergrund. Wichtig ist die Anerkennung und Nutzbarmachung der Wirkfaktoren, die sich hinter dem Placebo-Effekt verbergen. Die bereits genannten Ergebnisse des Forschungsprojektes zur Erwartung bestätigen, wie bedeutungsvoll psychosoziale Faktoren für die Mobilisierung der Selbstregulation sind. Müsste die jetzige Fokussierung auf die Wirksamkeit einer Substanz oder Operationsmethode dann nicht konsequenterweise auf die wirksamen Kontextfaktoren als Wesen der Heilung erfolgen, wie Jerome Frank diese bereits kulturübergreifend definiert hat? Wann sind Medikamente und Operationen also sinnvoll, und an welcher Stelle gibt es andere Methoden zur Mobilisierung der Selbstheilungskräfte?

Wie bereits beschrieben, fängt – auch in Bezug auf die Forderung nach einem »ehrlichen« Placebo – die Täuschung *nicht* dort an, wo kein (placebokontrolliertes) Medikament verabreicht wird. Die Täuschung besteht darin, dass wir den inneren Arzt oder die Selbstheilungskraft nicht als vollwertiges Argument der Heilwirkung akzeptieren. Eine annehmbare Konsequenz der Anerkennung wäre die größtmögliche Fokussierung der Interventionen auf die Aktivierung der Selbstheilung. Unter anderem führen uns die nachgewiesenen Placebo-Effekte das Potenzial der Selbstheilungskraft deutlich vor Augen. Auch vermeintlich unumkehrbare oder degenerative Krankheitsbilder sind davon nicht ausgeschlossen, wie die Experimente zum Placebo-Effekt zeigen. So demonstriert der Placebo-Effekt bei Parkinsonpatienten, dass der Körper bei Placebo-Gabe unter anderem durch die Erwartung des Patienten, ein Medikament zu nehmen, vermehrt Dopamin zu produzieren beginnt. Damit einher geht die Linderung der für Parkinson typischen Krankheitssymptome. Nach der heutigen Lehrmeinung ist der Dopaminmangel aufgrund degenerativer Prozesse Ursache der typischen Krankheitssymptome. Warum produziert der Körper bei der Gabe eines Placebos dennoch in vielen Fällen Dopamin und ist in der Lage, die Symptome der

Krankheit zu regulieren? Mit anderen Worten: Warum entwickelt der Körper die typischen Krankheitssymptome, obwohl er eigentlich zur Selbstregulation in der Lage wäre?

Mittel und Wege der Selbstheilung – unser Lebensstil

Der amerikanische Arzt Wayne Jonas[200], ehemaliger Direktor für alternative Medizin am National Institute of Health (NIH, USA) und Wissenschaftler der Weltgesundheitsorganisation (WHO) sowie des Samueli Instituts, beschreibt ein interessantes Fallbeispiel eines Mannes namens Aadi, einem erfolgreichen Geschäftsmann aus Bengaluru in Indien. Aadi, der unter Parkinson gelitten hatte, war zum Zeitpunkt des Berichts ein Jahr symptomfrei. Dr. Jonas beschreibt weiter, dass er eine neurologische Untersuchung durchführte. Außer eines minimalen Zitterns und leichten, dysfunktionalen Reflexen konnte er nichts finden. Diese Symptome würden nach Dr. Jonas aber nicht zur Diagnose Parkinson führen. Es war allerdings das dritte Mal, dass Aadi von Parkinson geheilt wurde. Berichtet wird, dass Aadi mit 50 Jahren die typischen Parkinsonsymptome wie Zittern und Steifheit der Muskeln entwickelte. Die Krankheitssymptome verschlimmerten sich schnell. Um sein florierendes Geschäft weiterführen und für seine Familie da sein zu können, widmete er sich der Heilung seiner Krankheit. Er besuchte zunächst die renommiertesten Zentren zur Behandlung von Parkinson in Neu-Delhi, Bengaluru, London und in den USA. Die vorgeschlagenen Therapiemaßnahmen bestanden aus einem Dopamin-Medikament und einem Antidepressivum, welche jedoch nur moderate Erfolge erzielten. Er zog weitere konventionelle medizinische Therapien in Betracht, bis seine Frau einlenkte und ihren skeptischen Mann zu einem ayurvedischen Arzt schickte. Die Erstellung eines Horoskops zur Feststellung möglicher spiritueller

200 Wayne Jonas: How healing works. Lorena Jones books 2018, S. 41 ff.

Einflüsse steigerten Aadis Skepsis. Dennoch begab er sich in ein ayurvedisches Krankenhaus. Die Behandlung bestand aus Massagen, Gruppenyoga, Kräutern, Hydrotherapie und Öl-Behandlungen. Jedes Mal, wenn Aadi das Krankenhaus verließ, war er fast symptomfrei. Mit der Rückkehr nach Hause vernachlässigte er mehr und mehr seine Meditationseinheiten, die spezielle Diät, Kräuter und Ölmassagen. Seine Symptome kehrten zurück. Aadi berichtet, dass eine Menge für ihn im Krankenhaus getan wurde. Das meiste lief aber darauf hinaus, dass er seinen Kopf frei bekommt, um wieder wahrzunehmen, was für ihn wichtig im Leben ist. Im normalen Alltag würde er vergessen, wer er ist und wieder krank werden. Ins Krankenhaus kommt er, um herauszufinden, warum er eigentlich geboren wurde.[201]

Aadis Beispiel verweist auf verschiedene Aspekte eines Heilungsprozesses und der Gesunderhaltung. Was hat sein Beispiel aber mit Selbstheilung zu tun? Es kommt natürlich darauf an, wie wir Selbstheilung für uns definieren. Deepak Chopra und Rudolph Tanzi[202] bestimmen zunächst das »heilende Selbst« als Körper-Geist-Einheit, die gleichzeitig den Heiler und die zu heilende Person verkörpert. Selbstheilung bedeutet nicht, dass wir alles selbst machen (sollen). Ohne uns selbst und unsere Motivation ist Heilung aber nicht möglich. Die nächste Stufe betrifft die im Zusammenhang mit dem Placebo-Effekt beschriebene Anerkennung der Fähigkeit des Körpers zur Selbstregulation. Damit in Verbindung steht die Bewusstheit darüber, dass wir einen Einfluss auf diese Fähigkeit des Körpers haben. Nichtsdestotrotz ist es wichtig, wenn es die Situation erfordert, offen für äußere Impulse bis hin zu Hilfestellungen fachkundiger Personen zu sein. Selbstheilung heißt auch nicht unbedingt, dass wir vollständig von körperlichen Symptomen oder Einschränkungen befreit werden können. Eine innere Haltung zu entwickeln, die es uns erlaubt, trotz Krankheit oder anderer Einschrän-

201 In diesem Fall gehen wir davon aus, dass damit gemeint ist, sich dem tieferen Sinn hinter der eigenen Existenz bewusst zu werden und dem Leben eine Bedeutung zu geben.

202 Deepak Chopra, Rudolph Tanzi: Das Heilende Selbst. Wilhelm Heyne Verlag 2021, S.15.

kungen ein gutes Leben zu führen, kann ebenso heilsam sein. Dies beinhaltet, um es mit den Worten des Theologen Reinhold Niebuhr (1892–1971) auszudrücken, auch eine gewisse »Gelassenheit, Dinge hinzunehmen, die man nicht ändern kann, den Mut, Dinge zu ändern, die man ändern kann, und die Weisheit, das eine vom anderen zu unterscheiden«.[203]

Zum Thema Selbstheilung stehen bereits unzählige Anleitungen, Selbsthilfeprogramme und Tipps auf dem Markt zur Verfügung, die das Thema mit verschiedenen Schwerpunkten behandeln. Um gesundheitliche Probleme bewältigen zu können oder diesen präventiv entgegenzuwirken, rückt dabei immer wieder unser Lebensstil (Diätetik) in den Vordergrund. Der Lebensstil durchdringt alle Lebensbereiche sowie unsere Tagesabläufe (Bewegung, Ernährung, Schlafgewohnheiten, etc.). Im Sinne der Selbstermächtigung und Selbstwirksamkeit sind Veränderungen hin zu einem gesundheitsförderlichen Lebensstil Ausdruck dafür, dass wir selbst etwas tun können. Der Mensch als Körper-Geist-Wesen ist ein Spiegel seines Lebensstils und seiner Lebenswelt – das heißt auch, wie er mit sich selbst umgeht oder mit sich umgehen lässt. Die Selbstheilungskraft anzuregen und den Körper/Geist gesunden zu lassen, geht meist mit einer (längerfristigen) Veränderung einher. Dies beinhaltet die Veränderung des eigenen Verhaltens, der inneren Haltung/Perspektive oder krank machender Kontexte. Auch das Beispiel von Aadi zeigt, wie wichtig unser Lebensstil ist. Fallen wir in krank machende Gewohnheiten zurück oder vergessen, was uns wichtig im Leben ist, kann eine Krankheit wiederkehren. Unsere Ressourcen helfen uns dann, mit der Situation umzugehen. Aufgrund unserer individuellen Prägungen, Wünsche und der Macht der Bedeutungsgebung gibt es auch nicht »den« empfehlenswerten Lebensstil. Selbstheilung und unsere Gesunderhaltung sind individuelle Prozesse, die sowohl das psychische als auch das körperliche Wohlergehen betreffen. Die

203 Theda Frerichs: Bekannte Texte Predigen: Gelassenheitsgebet von Reinhold Niebuhr. Online: www.herder.de/pb/hefte/archiv/2021/3-2021/bekannte-texte-predigen-gelassenheitsgebet-von-reinhold-niebuhr/

Konfession, Spiritualität beziehungsweise unser Glaube können für unsere Gesundheit bedeutungsvoll sein. Aadis Aussagen zu seiner Heilung verweisen darauf, dass Heilung damit zusammenhängt, ob wir dem Leben einen (evtl. neuen) Sinn oder eine Bedeutung verleihen.

Dr. Jonas[204] unterscheidet vier Dimensionen der Heilung, auf die wir (idealerweise) Einfluss nehmen können: So gibt es die innere Dimension der Heilung. Sie umfasst die Sinnhaftigkeit unseres Lebens und Tuns sowie unseren Willen zur Heilung. Die interpersonale Dimension der Heilung ist verbunden mit der sozialen Unterstützung, die wir erfahren und den Beziehungen, die wir pflegen. Die Dimension des Verhaltens betrifft unter anderem unser Stressmanagement, sportliche Betätigungen, Schlaf, Ernährung und weitere unterstützende Maßnahmen. Zu guter Letzt gibt es die externe Dimension der Heilung, welche die äußeren Gegebenheiten thematisiert – also unser Arbeitsumfeld, unser Zuhause (Wohnverhältnisse), der Zugang zur Natur, Geräusche, Gerüche, Lichtverhältnisse etc.

Im Hinblick auf Gesundheit und auf unsere Selbstwirksamkeit ist der Ansatz der Salutogenese des amerikanischen Soziologen Aaron Antonovsky (1923-1994) eine nützliche Ergänzung.[205] Die Salutogenese ist als Gegensatz zur Pathogenese nicht auf die Krankheitsentstehung ausgerichtet. Die Frage, was Menschen eigentlich gesund erhält, wird von Antonovsky mit dem »Gefühl der Kohärenz« beantwortet. Dieses Gefühl hängt von der Verstehbarkeit, Handhabbarkeit und der Bedeutsamkeit unserer Lebensumstände ab. Der Ansatz kann gleichzeitig eine Orientierung und Hilfestellung für den Umgang mit bestimmten Situationen sein. Die drei Faktoren, aus denen das Kohärenzgefühl erwächst, können mit den folgenden Aussagen beschrieben werden:

---

204 Wayne Jonas: How healing works. Lorena Jones books 2018, S. 262 ff.

205 Aaron Antonovsky: Salutogenese: Zur Entmystifizierung der Gesundheit (Forum für Verhaltenstherapie und psychosoziale Praxis). dgvt-Verlag 1997.

- Verstehbarkeit: Ich weiß, was mit mir selbst, meinem Körper und meiner Umgebung los ist und kann mich orientieren. Auch wenn dies nicht immer der Fall ist, kann ich damit umgehen.
- Handhabbarkeit: Dazu habe ich die nötigen Ressourcen oder weiß, wo ich mir Hilfe und Unterstützung holen kann.
- Bedeutsamkeit: Ich empfinde mein Leben als sinnvoll, habe Ziele und ein intaktes soziales Umfeld.

Antonovskys Begriff der Kohärenz beschreibt ein Gefühl der Bewältigbarkeit von Lebensumständen und beinhaltet das Vertrauen und die Überzeugung, das Leben meistern zu können. Dazu gehört beispielsweise der Umgang mit Stress und Stressoren, den wir im nächsten Abschnitt im Kontext der Polyvagal-Theorie näher erläutern. Mit diesem Gefühl wird zugleich die Basis der Selbstwirksamkeit beschrieben, die eine positive Erwartungshaltung bezüglich der eigenen Kompetenzen darstellt.

Mittel und Wege zu finden, die Selbstheilung denk- und umsetzbar machen, erweitern unsere Kompetenzen und stärken die Selbstwirksamkeit. Der Arzt Johann Caspar Rüegg (1930–2018) hat in dieser Hinsicht den Begriff der »mental gesteuerten Neuroplastizität« (self-directed neuroplasticity) verwendet und damit der lange vorherrschenden Annahme widersprochen, dass neuronale Strukturen, wenn sie einmal ausgeprägt waren, nicht mehr veränderbar sind.[206] Die Neuroplastizität unseres Gehirns bestätigt die Möglichkeit des Umlernens. Unser Geist beziehungsweise unsere Gedanken haben, so wie Rüegg es zusammenfasst, Einfluss auf die »materiellen Strukturen unseres Gehirns«. Gedanken können laut Rüegg durch eine Art affirmativer und an uns selbst gerichteter Wiederholungen diese materiellen Strukturen des Gehirns verändern. Die Plastizität körperlicher Strukturen, Prozesse und Prägungen ist die Basis für jedwede Heilung durch selbstregulative Prozesse. Das gilt ebenso bei Placebo-Effekten. So schreibt Rüegg weiter: »Placebos – bzw. die suggestiven Worte des

206 Johann Caspar Rüegg: Mind & Body: Wie unser Gehirn die Gesundheit beeinflusst. Schattauer Verlag 2010, S. 167.

Arztes – bewirken also biochemische Reaktionen, sie verändern das Gehirn!«[207]

Damit kommt die aktive und unterstützende Heilungsarbeit ins Spiel, die wir mit verschiedenen Hilfsmitteln aus dem Bereich der Entspannungs- und Mentalverfahren umsetzen können. In Anlehnung an die Ausführungen von Rüegg kann beispielsweise die Auto- oder Selbstkommunikation therapeutisch hilfreich sein, um die Faktoren, die bei der Konstruktion von Krankheiten eine Rolle spielen sowie krank machende Denk- und Deutungsmuster zu hinterfragen. Dazu gehört das Hinterfragen von Einstellungen und Erwartungen, die, wie wir wissen, »Placebo- oder Nocebo-Effekte« erzeugen. Selbstkommunikation ist eine Art inneres Sprechen oder ein innerer Dialog, der ohnehin abläuft. Der Psychologe Friedemann Schulz von Thun bietet mit der Strategie des »inneren Teams« die Möglichkeit, diesen inneren Dialog und verschiedene Stimmen mit unterschiedlichen Bedürfnissen zu ordnen.[208] Wir als Teamchefs können das innere Team damit zu einer Gesundheits-Crew machen, anstatt den verschiedenen Aspekten unserer Gedanken wahllos ausgeliefert sein zu müssen. Genauso lassen uns Imaginationstechniken mental Wege der Genesung vorzeichnen, an denen wir uns orientieren können und die wiederum unsere Erwartung beeinflussen. Wir schaffen uns also selbst ein geistiges und körperliches Milieu, in dem Heilung als selbstregulativer Prozess geschehen kann. Die Polyvagal-Theorie ist in diesem Zusammenhang ein wichtiger Erklärungsansatz dafür, wie der Körper sich selbst reguliert.

Die Polyvagal-Theorie: Das fehlende Glied in der Kette

Das System der Selbstregulation stellt auf der einen Seite einen natürlichen Mechanismus dar. Auf der anderen Seite kann dieser

207 Ebd., S.168.

208 Friedemann Schulz von Thun: Miteinander reden, Band 3: Das »Innere Team« und situationsgerechte Kommunikation. Rororo Verlag 2013.

Mechanismus aber auch gestört werden. Selbstregulation sichert unser Überleben und Wohlergehen in der Auseinandersetzung mit äußeren und inneren Stimuli. Krankheit und Schwäche können dabei als Heilungsversuch verstanden werden. Sie können aber auch zu einer Überforderung führen, sodass ein Kollaps droht. Das biopsychosoziale Modell geht davon aus, dass bei Krankheit und Verletzung nicht nur biologische Faktoren eine Rolle spielen. Sie stehen vielmehr in Wechselwirkung mit psychosozialen Faktoren. Die komplexe Wechselwirkung dieser drei Faktoren beeinflusst, ob wir uns mehr in Richtung Gesundheit oder mehr in Richtung Krankheit bewegen. Die Psychoneuroimmunologie hat zahlreiche wissenschaftliche Nachweise für diese Wechselwirkungen erbracht und die Wirkmechanismen bis hin zur molekularen und zellulären Ebene beschrieben. Dabei zeigt sich, dass Stress und Emotionen sowie andere psychosoziale Faktoren direkt das Immunsystem beeinflussen und ein geschwächtes Immunsystem wiederum direkte Auswirkungen auf Gesundheit und Wohlbefinden hat. Die neuere Placebo-Forschung bestätigt schließlich die Macht unserer Gedanken und Erwartungen sowie die Bedeutung von Fürsorge, Pflege und Selbstwirksamkeit, wenn es um Gesunderhaltung und Heilung geht. Gedanken und Erwartungen sowie Fürsorge und Pflege können wie ein Medikament wirken, das heißt, direkte physiologische Wirkungen erzeugen. Diese Erkenntnis mag für Vertreter des (alten) biomedizinischen Paradigmas verstörend sein. Aber sie stellt auch Vertreter komplementärer Heilverfahren vor ein Problem. Wenn spezifische Wirkmittel gar nicht für die Heilung entscheidend sind, dann müssen zum Beispiel auch Hinweise aus der Diätetik für eine gesunde Lebensweise relativiert werden. Ob ein bestimmter Lebensstil für eine bestimmte Person gesundheitsfördernd ist oder nicht, hängt zu einem nicht unerheblichen Teil von der Bedeutungsgebung dieser Person und von der Gesamtsituation ab.

Die amerikanische Ärztin und Bestsellerautorin Lissa Rankin gibt dafür in ihrem Buch »Mind over Medicine« frappierende Beispiele. Anhand zahlreicher Studien kann sie belegen, dass zum Beispiel zwischenmenschliche Nähe sich stärker auf unseren Gesundheitsstatus auswirkt als Ernährung und Bewegung sowie andere als schädlich oder förderlich eingestufte Verhaltensweisen. Aber selbst Bindungen können ambivalent sein: Einerseits können Menschen in einer Ehe von der Beziehung »profitieren«, andererseits können Beziehungen aber auch toxisch sein und begünstigen dann Stress und Krankheit. Sogar in Sachen Religion gibt es keinen positiven Effekt an sich, sondern es hängt vom jeweiligen spirituellen Leben in der Gemeinschaft und der eigenen Einstellung ab. Rankin resümiert: »Das Heilende ist also nicht die Spiritualität an sich, sondern die *richtige* Form von Spiritualität – nämlich eine, in der als heilig gilt, was *uns selbst* heilig ist.«[209]

Zu ähnlichen Ergebnissen gelangt auch die moderne Stressforschung. In gewisser Weise scheinen auch bestimmte Stressoren nicht objektiv krank machende Faktoren zu sein. Was für den einen schon Stress ist, mag für den anderen eher ein Anreiz sein. Zu einem negativen Stressor wird ein bestimmter Reiz nur unter bestimmten Umständen. Der gleiche Reiz kann in einer anderen Situation beziehungsweise für eine andere Person sogar Gesundheit, Wohlbefinden und Heilung fördern. Wie bei den Nocebo-Effekten hängt auch hier alles von der konkreten Situation, der Person und deren Bedeutungsgebung ab. Die Placebo-Forschung und die Stressforschung haben damit eine gemeinsame Schnittstelle. Kelly McGonigal, eine amerikanische Gesundheitspsychologin an der Stanford-University, hat dies in ihrem Buch »Glücksfaktor Stress« herausgearbeitet.[210] Sie vertritt die provokante These,

209 Lissa Rankin: Mind over Medicine. Warum Gedanken stärker sind als Medizin: Wissenschaftliche Beweise für die Selbstheilungskraft. Kösel 2014, S. 145.

210 Kelly McGonigal: Glücksfaktor Stress. Warum Stress uns erfolgreich und gesund macht. Trias 2018. McGonigal hat zwei ausgezeichnete TED-Talks gegeben. In ihrem Vortrag »How to Make Stress Your Friend« (Wie man Stress zum Freund macht) stellt sie ihre Forschungsergebnisse zur positiven Stressbewältigung vor. In ihrem zweiten TED-Talk »The game that can give you 10 extra years of life« (Das Spiel, das Ihnen 10 zusätzliche Lebensjahre schenken kann) diskutiert sie die Verwendung von Spielen zur Verbesserung der Gesundheit und des Wohlbefindens. Online: https://www.ted.com

dass Stress uns erfolgreich und gesund machen kann. Diese These kann sie allerdings auf der Basis von Langzeitstudien zu Stress und Gesundheit überzeugend begründen. Ihre Forschungsergebnisse legen nahe, dass die Art und Weise, wie Menschen über Stress denken, die gesundheitlichen Auswirkungen erheblich beeinflusst. Sie argumentiert, dass ein als stressig bezeichnetes Ereignis beziehungsweise Erlebnis durchaus positive Auswirkungen hat, wenn man es als etwas wahrnimmt, was man bewältigen und woran man wachsen kann. Die Stressreaktion kann uns dann tatsächlich dabei helfen, motiviert und sogar leistungsfähiger zu sein. Es ist in diesem Fall unsere innere Einstellung, die uns dann konzentrierter, mental stärker und physisch widerstandsfähiger gemacht hat.

McGonigal stützt sich in ihrer Argumentation auf Autoren wie Ellen Langer und Alica Crum, die aus der Placebo-Forschung bekannt sind. Sie nutzt deren Konzept des »Mindsets«. Darunter versteht sie festgelegte Überzeugungen und Einstellungen, die unser Verhalten und unsere Wahrnehmung beeinflussen und damit »unsere Wirklichkeit formen«. Zu den Wirkungen von Mindsets »zählen auch objektiv messbare Körperreaktionen (…) und selbst Dinge wie dauerhafte Gesundheit, Zufriedenheit und Erfolg«.[211] Im Kontext der Placebo-Forschung stellt sie für Stress Folgendes heraus: Wenn Menschen glauben, dass Stress schädlich für ihre Gesundheit ist, kann dieser Glaube tatsächlich schädliche Auswirkungen auf ihre Gesundheit haben – ähnlich wie bei einem Nocebo-Effekt. Wenn Menschen hingegen glauben, dass Stress ihnen hilft, zu wachsen und weiterzukommen, kann dies zu einer gesunden Stressreaktion führen, vergleichbar mit einem Placebo-Effekt. Unter Bezug auf Langzeitstudien zu Stress und Gesundheit ließe sich sogar folgern, dass »die Überzeugung, ›Stress ist schlecht für mich‹, die fünfzehnthäufigste Todesursache in den USA« ist.[212]

211 Ebenda, S. 27.
212 Ebenda, S. 11.

Ein weiteres interessantes Ergebnis der Stressforschung von McGonigal ist die »Entdeckung«, dass fürsorgliches Verhalten – anderen helfen und sie unterstützen – dazu beitragen kann, eigenen Stress zu bewältigen. Sie erklärt dies unter anderem damit, dass altruistische Handlungen das Hormon Oxytocin freisetzen. Oxytocin, das auch als »Kuschelhormon« bezeichnet wird, ist bekannt dafür, dass es Gefühle von Bindung und Vertrauen fördert. Es hilft uns zu regenerieren, Stress zu bewältigen und Resilienz zu entwickeln.[213]

Interessanterweise bestätigen zahlreiche Studien, dass es gut für unsere Gesundheit ist, wenn wir uns um andere Menschen kümmern und ihnen helfen. Die Botschaft der Cura erweist sich angesichts aktueller Forschung als eine Conditio humana: Fürsorge ist für den Zusammenhalt und das Überleben der Gemeinschaft erforderlich. Sie hilft denjenigen, die Unterstützung benötigen, und sie fördert diejenigen, die diese geben. Aufgrund der Wichtigkeit schauen wir uns dies noch etwas genauer an. Manfred Spitzer, Psychiater und Bestsellerautor, hat in einem Editorial der Fachzeitschrift »Nervenheilkunde« statistisch nachgewiesen, dass es einen Zusammenhang zwischen Ehrenamt und Gesundheit gibt.[214] Unter Bezug auf eine Stelle in der Apostelgeschichte des Lukas (Kapitel 20, Vers 35) trifft Spitzer die evidenzbasierte Aussage, dass Geben wirklich seliger denn Nehmen ist. Wer mehr gibt, lebt länger und ist gesünder! Nachgewiesen wurde dies durch eine Studie der amerikanischen Psychologin Stephanie L. Brown, wonach »Helfende« sich besser fühlen, gesünder sind und sogar länger leben als Menschen, die anderen nicht helfen und eher nehmen statt geben.[215] Spitzer verweist auf weitere Studien, die die positiven Effekte des Helfens sogar berechnen und mit Effekten von Medikamenten vergleichen. So sinkt die Sterblichkeit beim Geben um 85 Prozent, steigt aber beim Er-

---

213 Ebenda, S. 167 ff.

214 Manfred Spitzer: Geben ist seliger denn Nehmen ($p < 0,05$). Ehrenamt und Gesundheit. In: Nervenheilkunde 2006, 25(12), S. 994–996.

215 S. Brown et al.: Providing social support may be more beneficial than receiving it: results from a prospective study of mortality. In: Psychological Science 2003, 14(4), S. 320–327.

halten von Unterstützung leicht an. Man könnte also vermuten, dass Nehmen sich ungünstig auf die Gesundheit des Nehmenden auswirkt. Spitzer stellt dazu Korrelationen von jeweils zehn einzelnen Aspekten des Gebens und des Nehmens auf die Sterblichkeit her und gelangt zu dem Ergebnis: »Wenn einer Ihnen beim Bezahlen von Rechnungen hilft, ist das für Ihre Lebenserwartung doppelt so ungünstig, wie Aspirin günstig ist; wenn er Ihren Haushalt macht, ist der Effekt viermal so groß.« Positiv wirkt sich nach Spitzer anscheinend nur eine Form des Nehmens beziehungsweise des Erhaltens von Unterstützung aus: Wenn jemand einem anderen Menschen zuhört, so ist das für die Person, der man zuhört, im Hinblick auf die Sterblichkeit doppelt so gut wie Aspirin. »Einem anderen Menschen jedoch zu helfen, hat im Vergleich zur Einnahme von Aspirin etwa den fünffachen positiven Effekt auf Ihr Überleben« – so Spitzer in seinen statistisch gestützten Schlussfolgerungen.

Spitzer begründet auf der Grundlage von Daten aus Studien, dass »man allein durch Ehrenämter die Streichung einer ganzen Reihe von Langzeitmedikationen ausgleichen« könne. Falls aber eine Studie zur Überprüfung dieser These und zu Gesundheitseffekten von Ehrenämtern durchgeführt werden sollte, geht Spitzer davon aus, dass man eine solche Studie »mit an Sicherheit grenzender Wahrscheinlichkeit aus ethischen Gründen vorzeitig« abbrechen müsse: Denn die Effekte des Ehrenamtes auf die Gesundheit und die Sterblichkeit sind statistisch so bedeutend, dass man sie niemandem vorenthalten dürfe!

Allerdings gibt es eine wichtige Einschränkung zu salutogenen Effekten des Ehrenamtes, auf die der Psychotherapeut und Journalist Hücker in einem Artikel über die ehrenamtliche Seelsorge hinweist.[216] Eine verlängerte Lebenszeit haben ausschließlich die Ehrenamtlichen, die nur für eine einzige Einrichtung tätig sind: »Teilen sie ihre Zeit unter mehreren Institutionen auf, konnte die-

216 F.-J. Hücker: Krisenintervention durch ehrenamtliche Seelsorge, rund um die Uhr. In: Fachjournalist 2011, 11(1), S. 26–31.

ser lebensverlängernde Effekt« nicht nachgewiesen werden. Eine weitere Einschränkung macht eine amerikanische Forschergruppe der amerikanischen Sozialpsychologin Sara Konrath, die in einer Langzeitstudie nachgewiesen hat, dass sich die Lebenserwartung nur dann erhöht, wenn der Einsatz selbstlos ist.[217] Ändert sich dies, so nehmen auch die positiven Effekte wieder ab. Als Fazit lässt sich also festhalten: Geben, anderen helfen und ehrenamtliche Arbeit haben positive Effekte auf unsere Gesundheit und unser Wohlbefinden, wenn wir uneigennützig handeln, uns nicht überfordern und es vor allem mit Freude tun. Wir erhalten dann täglich und ohne Kosten eine Art Vitamin G (G = geben) – frei von Risiken und Nebenwirkungen.

Wie lassen sich solche Effekte wissenschaftlich erklären? Was ist das fehlende Glied in der Kette zwischen Biologie, Psychologie und Soziologie, das sowohl Stressresilienz als auch Selbstheilung und Placebo-Effekte erklären kann? Wir sehen als Missing Link die Polyvagal-Theorie des amerikanischen Psychiaters und Neurowissenschaftlers Stephen Porges, die als Neurophysiologie der Selbstregulation verstanden werden kann.[218] Porges sieht den Vagusnerv (Nervus vagus) als entscheidende Instanz dafür, wie wir auf Stress reagieren, und er spricht ihm die Rolle des Selbstheilungsnervs zu. Angesprochen wird damit aber das Nervensystem des Menschen als Ganzes, das bei allen Prozessen der Stressverarbeitung und Selbstregulation beteiligt ist. Das Nervensystem ist ein komplexes Netzwerk von Nervenzellen, das für die Verarbeitung und Übertragung von Informationen verantwortlich ist. Es verbindet einen Organismus sowie dessen innere Welt mit der äußeren Welt. Im Laufe der Evolution hat es sich an bestimmte Herausforderungen angepasst und weiterentwickelt. Es ist nicht nur für die sensorische Wahrnehmung und die Motorik verantwortlich, sondern auch für kognitive Funktionen und für Emotionen sowie das Gedächtnis. Damit ist das Nervensys-

217 S. H. Konrath et al.: Motives for volunteering are associated with mortality risk in older adults. In: Health Psychology, 2012, 31, 87–96.

218 Stephen Porges: Die Polyvagal-Theorie und die Suche nach Sicherheit: Traumabehandlung, soziales Engagement und Bindung. Vierte Auflage. G.P. Probst 2021.

tem die Grundlage für das Überleben und spielt eine wichtige Rolle in nahezu jedem Bereich unseres Daseins.

Das Nervensystem des Menschen lässt sich in ein *zentrales Nervensystem* und in ein *peripheres Nervensystem* unterteilen. Letzteres unterteilt sich in zwei weitere Teilsysteme: das somatische Nervensystem und das *vegetative Nervensystem* (auch *autonomes Nervensystem* genannt). Die Polyvagal-Theorie richtet ihr Interesse auf das vegetative Nervensystem, das – etwas vereinfacht ausgedrückt – die Funktionen der inneren Organe sowie unsere Emotionen, unser Verhalten und die soziale Interaktion reguliert. Es wird in zwei Teile unterteilt: Das *sympathische* Nervensystem (auch *Sympathikus* genannt) mobilisiert den Körper und bereitet ihn auf Kampf oder Flucht vor; das parasympathische Nervensystem (auch *Parasympathikus* genannt) fördert Erholung und Regeneration sowie ein prosoziales Verhalten.

Die Aufgaben des vegetativen Nervensystems sind außerordentlich vielfältig. Ihre Bewältigung muss sowohl sicher als auch schnell erfolgen, wenn das Überleben nicht gefährdet werden soll. Das vegetative Nervensystem schätzt ein, ob sich eine Situation für uns als sicher, gefährlich oder lebensbedrohlich darstellt. Es bewirkt, dass der Körper entsprechend reagiert, ohne dass wir bewusst etwas entscheiden müssen: »Nicht das Gehirn trifft eine kognitiv fundierte Entscheidung, sondern autonome Energien bewegen sich in auf Schutz zielenden Mustern.«[219] Das Funktionsprinzip des vegetativen Nervensystems besteht also darin, dass jede Reaktion eine adaptiv überlebenssichernde Reaktion ist – unabhängig davon, ob diese nach außen als passend oder als unpassend erscheint.

Nach Porges funktioniert das vegetative Nervensystem allerdings vielfältiger und differenzierter, als lange in der Medizin und Physiologie angenommen wurde. Mit seiner Polyvagal-Theorie hat er nicht

219 Deb Dana: Die Polyvagal-Theorie in der Therapie. G.P. Probst 2018, S. 21.

nur einen wichtigen Beitrag zum besseren Verständnis des vegetativen Nervensystems geleistet, sondern er hat sich gleichzeitig auch damit beschäftigt, wie seine Erkenntnisse für Selbstsorge und Therapie genutzt werden können. Obwohl das vegetative Nervensystem unabhängig von unserem Bewusstsein arbeitet und unsere Anpassung an äußere und innere Reize automatisch steuert, können wir die Prozesse bewusst beeinflussen. Porges richtet dazu seine Aufmerksamkeit auf den Hauptnerv des parasympathischen Systems, den Vagusnerv (*Nervus vagus*, lat. *Vagari* – »umherschweifend«). Der Vagusnerv beeinflusst zahlreiche Funktionen im Körper, von der Herzfrequenz bis zur Verdauung. Er ist der Vagabundierende und steht mit allem, was wichtig ist, in Verbindung. Der Vagusnerv ist neben dem Sympathikus Teil des vegetativen Nervensystems und für Ökonomie, Regeneration und Verdauung zuständig.

Im sogenannten *Vagotonus*, das heißt in einem Zustand der Dominanz und Aktivierung des Vagusnervs, entspannt und regeneriert sich der Körper. Wir sind dann offen für positive soziale Interaktion und Bindung. Der Vagotonus ist damit die physiologische Grundlage und Voraussetzung für die Prozesse der Selbstregulation.

Porges erforschte über lange Zeit die Funktion und Reaktion des vegetativen Nervensystems. Dabei wurde ihm klar, dass wir einen ruhigen Herzschlag haben (festgestellt in der Messung der Herzratenvariabilität[220]), wenn wir uns im Vagotonus, das heißt in einem ökonomischen Zustand der Regulation befinden. Doch dann wurde er von einem Neonatologen[221] angesprochen, der berichtete, dass »Frühchen«, die eine Bradykardie (eine langsame Herztätigkeit) entwickelten, eine schlechte Prognose hätten. Das änderte Porges Blick auf das vegetative Nervensystem, und er bezeichnete diese unterschiedlichen Beobachtungen später als das Vagus-Paradoxon. Eine Erklärung sah er darin, dass der Vagusnerv nicht nur – wie früher

---

220 Die Messung der Herzratenvariabilität spiegelt den Allgemeinzustand des gemessenen Individuums wider und stellt einen wichtigen Prognoseparameter der Anpassungsfähigkeit des autonomen Nervensystems auf Reize dar.

221 Neonatologie beschäftigt sich mit Neugeborenen und dessen Erkrankungen.

angenommen – einen Zweig, sondern zwei Zweige hat: den stammesgeschichtlich älteren *dorsalen* Vagus (der bei den Frühchen die beschriebene Reaktion hervorbringt) und den – sich bei Säugetieren erst später herausbildenden – *ventralen* Vagus. Dieser ventrale Vagus reift erst im Laufe des individuellen Lebens eines Säugetiers, so dass er zum Zeitpunkt der Geburt noch nicht wirksam sein kann.

Porges geht davon aus, dass unser Körper drei Hauptreaktionsmodi hat, die er als »Hierarchie des Verhaltens« beschreibt: a) soziales Engagement (engl.: *social engagement system*), b) Mobilisierung und c) Immobilisierung. Soziales Engagement ist mit dem ventralen Vagus verbunden und bezeichnet einen Zustand der Sicherheit und des sozialen Miteinanders. Mobilisierung ist mit dem Sympathikus verbunden und kann auch zu einer Kampf- oder Fluchtreaktion führen. Immobilisierung ist mit dem dorsalen Vagus verbunden und meint Erstarrung bis hin zum Totstellreflex. Immobilisierung ist der primitivste Reaktionsmodus des Körpers, um in ausweglosen Situationen doch noch zu überleben.

Der Vagus ist von entscheidender Bedeutung für die Regulation von Stress und für die Selbstheilungsprozesse des Körpers. Das Funktionieren des Vagusnervs befördert körperliche Gesundheit sowie emotionales und soziales Wohlbefinden. Bei Stress oder Gefahr wird das sympathische Nervensystem aktiviert, was zu Kampf oder Flucht führt. Ist die Gefahr vorbei, aktiviert der Vagusnerv das parasympathische System, um den Körper in einen entspannten Zustand zurückzubringen. Ein hoher Vagotonus, das heißt eine starke Aktivität beziehungsweise Dominanz des Vagusnervs, ist mit einer besseren Bewältigung und Erholung von Stress verbunden. Menschen mit einem hohen Vagotonus können in stressigen Situationen in der Regel schneller zu einem Zustand von Ruhe und Gelassenheit zurückkehren.

Der Vagusnerv spielt eine wichtige Rolle bei der Regulierung einer Vielzahl von Körperfunktionen und wird auch als der Selbstheilungsnerv bezeichnet. Ein gut funktionierender Vagusnerv unterstützt die verschiedenen Regulationssysteme des Körpers. Ein starker ventraler Vagus wirkt sich positiv auf das Immunsystem aus. Er kann entzündungshemmende Signale senden und hat daher eine wichtige Funktion in der Körperabwehr gegen Entzündungen und Krankheitserreger. Der ventrale Vagus steuert das soziale Engagement des Körpers und wird auch als »sozialer« Vagus bezeichnet. Wenn er aktiv ist, sind wir in einem Zustand der Ruhe und können uns sozial engagieren. Der dorsale Vagus, der ältere Anteil des Vagus, steuert die »primitiveren« Reaktionen des Körpers auf lebensbedrohliche Gefahren. Wenn wir stark unter Stress stehen, sind unsere Reaktionen Kampf oder Flucht sowie Erstarrung oder Totstellreflex aktiv. Indem wir lernen, was in solchen Momenten mit uns passiert, können wir unser vegetatives Nervensystem bewusst regulieren und den ventralen Vagus aktivieren – wir können den Stress also besser bewältigen. Atmung, Yoga, Meditation und freudvoll-vertrautes Miteinander können den ventralen Vagus stimulieren und uns helfen, zu einem Zustand der Ruhe und des sozialen Engagements zurückzukehren.

Porges verwendet drei grundlegende Begriffe, die für das Verständnis der Polyvagal-Theorie und für das Wirken des Vagusnervs wichtig sind: die Neurozeption, das System des Sozialen Engagements und die Co-Regulation. Wir erklären zunächst nur kurz, was diese Begriffe in der Polyvagal-Theorie bedeuten und beschreiben sie dann näher in Bezug auf Stress und Selbstheilung. Mit *Neurozeption* meint Porges einen Mechanismus, durch den unser autonomes Nervensystem in einem ständigen Prozess einschätzt, ob wir uns sicher fühlen können oder ob etwas gefährlich ist. Signale aus unserer Umwelt und unserem Körper werden unbewusst und automatisch bewertet, um potenzielle Bedrohungen (Gefahr/Lebensgefahr) oder Sicherheit zu erkennen. Die Neurozeption ist also eine Art »innerer Wächter«, der bestimmt, wie wir reagieren und uns verhalten. Bei Gefahr oder sogar Lebensgefahr werden der Sympathikus oder der dorsale Vagus aktiviert, was zu einem entsprechenden Verhalten führt. Nur wenn die Neurozeption etwas als sicher und nicht gefährlich einstuft, wird der ventrale Vagus, der zu einem prosozialen Verhalten führt und unser soziales System beziehungsweise das *System des Sozialen Engagements* in Gang setzt, aktiviert. Unter *System des Sozialen Engagements* versteht Porges verschiedene neurologische und physiologische Reaktionen und Strukturen, die es uns ermöglichen, angemessen und effektiv in bestimmten Kontexten zu interagieren, die für uns als sicher gelten. Wir können dann soziale Verbindungen herstellen, kommunizieren und Beziehungen aufbauen. Damit kommen wir in die *Co-Regulation*, worunter Porges die Fähigkeit versteht, unsere physiologischen und emotionalen Zustände durch soziale Interaktionen mit anderen Menschen zu regulieren, sodass wir miteinander »schwingen« können.

Die Neurozeption ist für die Regulierung von Stress und die Aktivierung von Selbstheilung von allergrößter Bedeutung. Unser autonomes Nervensystem ist ständig damit beschäftigt, Reize von außen oder von innen zu bewerten und muss entscheiden, ob diese Sicherheit, Gefahr oder sogar Lebensgefahr bedeuten. Im Gegensatz zur Perzeption handelt es sich hierbei um ein »Erkennen ohne Gewahrsein«[222], das heißt, um ein »subkortikales Erleben« außerhalb unseres bewussten Denkens. Gemeint ist eine unbewusste Wahrnehmung, die entscheidet, wie unser Körper reagieren soll. Die Neurozeption beeinflusst, welcher Teil des autonomen Nervensystems aktiviert wird. Wenn beispielsweise etwas als Gefahr erkannt wird, kann der Körper in den Kampf- oder Flucht-Modus versetzt werden. Die Neurozeption steuert also, wie wir auf Reize reagieren – sowohl physisch als auch emotional. Wenn die Neurozeption Sicherheit erkennt, können wir uns entspannen, sozial engagieren und binden. Erkennt sie eine Bedrohung, kann dies zu Angst, Wachsamkeit und zu einer erhöhten Stressreaktion führen. Wichtig für das Verständnis ist, dass Neurozeption auf einer unterbewussten Ebene abläuft. Das bedeutet, dass wir uns nicht unbedingt bewusst sind, warum wir

222 Peter A. Levine: Sprache ohne Worte. Wie unser Körper Trauma verarbeitet und uns in die innere Balance zurückführt. Kösel 2011.

uns so fühlen oder in einer bestimmten Weise reagieren. Der Bewertungsprozess läuft automatisch ab.

Verstehen wir die Mechanismen der Neurozeption, können wir besser nachvollziehen, warum wir manchmal überreagieren oder uns in Situationen unsicher fühlen, obwohl diese objektiv eigentlich sicher sind. Wissen über die Neurozeption kann uns dabei helfen, Stressreaktionen zu minimieren und effektivere Wege zur Selbstregulation zu finden. Unser Verständnis für Neurozeption kann auch dazu beitragen, wirksame Bewältigungsstrategien zu entwickeln. Zum Beispiel können Techniken, die das Gefühl von Sicherheit fördern, dazu beitragen, den Körper aus einem Zustand von Kampf, Flucht oder Erstarrung herauszubringen und Heilungsprozesse anzuregen. Funktioniert unsere Neurozeption nicht, sind wir in Gefahr; denn die Signale, ob etwas gefährlich ist oder nicht, werden nicht mehr erkannt und entsprechend verarbeitet.

Das System des Sozialen Engagements wurde durch die Evolution entwickelt und ermöglicht es Säugetieren, zwischen prosozialen (auf Hilfsbereitschaft und Kooperation beruhend) und defensiven Verhaltensweisen zu unterscheiden. Es ist ein physiologisches System beziehungsweise eine Art »Werkzeugkasten«, das unsere Kommunikationsfähigkeit unterstützt. Dazu gehören Blickkontakt, verbale und nonverbale Kommunikation, Zuhören und Empathie. Durch den ventralen Vagus werden Gesichts- und Herzraum miteinander verbunden. Der ventrale Vagus verknüpft zum Beispiel die neuralen Mechanismen des Gesichtsausdrucks (wie beispielsweise den Gesichtsnerv) mit sozialen Verhaltensweisen und der Regulierung des Herz-Kreislauf-Systems. Er steuert und beeinflusst den Blickkontakt und den Ausdruck über die Stimme, die wichtig für Kommunikation und Bindung sind. Wenn das System des Sozialen Engagements funktioniert, ermöglicht es uns, sicherere soziale Beziehungen aufzubauen, Bindungen einzugehen und uns wohlzufühlen. Als Teil unseres Nervensystems hilft es uns, in sozialen Situationen sicher zu interagieren und zu kommunizieren. Während eines sicheren sozialen Engagements können Defensivstrategien deaktiviert werden.

Wenn die Neurozeption eine Situation als sicher bewertet hat und wir die »Werkzeuge« aus dem System des sozialen Engagements nutzen, kann Co-Regulation beginnen, das heißt, wir können durch die Interaktion mit anderen unsere physiologischen und emotionalen Zustände wechselseitig beeinflussen und regulieren. Die Co-Regulation hängt mit der Neurozeption eng zusammen und setzt deren Funktionieren voraus. Porges geht davon aus, dass die bloße Anwesenheit beziehungsweise die Präsenz eines anderen Menschen, dessen Körpersprache und Verhalten dazu beitragen, jemanden in einen ruhigen und regulierten Zustand zu versetzen – oder eben auch nicht. Geschehen kann dies durch Blickkontakt, Berührung, Sprache und Stimme sowie durch Körperhaltung und Körpersprache (Mimik und Gestik) oder einfach durch die physische Präsenz einer vertrauenswürdigen Person. Die Neurozeption »liest« all dies im Gegenüber.

Die Fähigkeit, unsere physiologischen und emotionalen Zustände durch soziale Interaktionen zu regulieren, ist ein biologischer Imperativ. Das Bedürfnis muss unbedingt vorhanden sein und es ist eine Voraussetzung für emotionale Bindungsfähigkeit. Co-Regulation geschieht durch die wechselseitige Beeinflussung unserer Nervensysteme auf Grundlage bidirektionaler Kommunikation, das heißt, wenn in beide Richtungen kommuniziert wird und ein Wechsel der Rollen als Sender und Empfänger stattfinden kann. Die Co-Regulation ermöglicht es, mit anderen in Zustände der Sicherheit und Verbundenheit zu treten. Durch soziale Interaktion können wir unsere physiologischen und emotionalen Zustände miteinander in Einklang bringen. Soziale Interaktion beeinflusst das vegetative Nervensystem.

Die Bedeutung der Co-Regulation für Gesundheit und Selbstheilung besteht darin, dass sie den ventralen Vagus-Nerv unterstützt, der für soziales Engagement und Bindung verantwortlich ist. In einem Zustand des sozialen Engagements sind unser Körper und unser Gehirn bereit für Selbstheilung, Wachstum und Regeneration. Durch Co-Regulation können Stressreaktionen abgeschwächt werden, es kann zu einer schnelleren Erholung von Stressereignissen kommen. Ein Gefühl der Sicherheit, das durch die Anwesenheit einer vertrauenswürdigen Person entsteht, kann den Körper aus einem Kampf- oder Flucht-Zustand herausführen. Durch Co-Regulation können Menschen lernen, ihre eigenen emotionalen Zustände besser zu regulieren. Dies kann besonders wichtig für Menschen sein, die Traumata erlebt haben oder unter starkem Stress leiden. Für Menschen, die krank, schwach oder verletzt sind, kann Co-Regulation durch das Gefühl, sicher und bewahrt zu sein, angenommen und verstanden zu werden, den Heilungsprozess unterstützen und fördern. Dazu erinnern wir Sie noch einmal an den Fall des Motorradfahrers, über den wir im ersten Kapitel berichtet haben. Vor dem Hintergrund der Polyvagal-Theorie können wir nun verstehen, was sich dort ereignet hat und warum der Erstkontakt am Unfallort so entscheidend ist. Durch die zufällig am Unfallort eintreffende Ärztin und ihre menschliche »Intervention« konnte der verletzte Motorradfahrer in einer Situation der Unsicherheit und der Angst wieder zurückkehren in einen Zustand der Geborgenheit und Sicherheit. Der »innere Arzt« kann wieder seine »Arbeit« tun, der Körper ist wieder bereit für ein Wunder …

Die Erkenntnisse der Polyvagal-Theorie sind für die Selbst- und Fürsorge auch von praktischer Relevanz. Porges beschreibt, dass effektive soziale Kommunikation nur dann möglich ist, wenn wir uns sicher fühlen, da die neurobiologischen Defensivstrategien nur dann gehemmt werden.[223] Die Berliner Traumatherapeutin Kati Bohnet hat ausgehend von dieser Erkenntnis in einem Motto ausgedrückt, dass Selbstsorge Voraussetzung für Fürsorge ist: »Nur wenn wir gut stehen, können wir andere gut halten.«[224] Professionelle Interaktion

223 Stephen Porges: Die Polyvagal-Theorie und die Suche nach Sicherheit: Traumabehandlung, soziales Engagement und Bindung. Vierte Auflage. G.P. Probst 2021.

224 Interview mit Kati Bohnet zu Selbstschutz und Selbstregulation für Lehrende. In: Achtsamkeit & Gesundheit /13.01.2021. Online: https://www.cornelsen.de/magazin/

aus polyvagaler Sicht bedeutet daher, »die Interaktion bewusst so zu gestalten, dass sie das Wohlbefinden aller Beteiligten fördert (...), indem für alle Beteiligten Signale für Sicherheit gegeben werden und von gut regulierter professioneller Seite Co-Regulation angeboten und gewaltfrei kommuniziert wird«.[225]

Was Stress und die Bewältigung von Stress betrifft, liefert die Polyvagal-Theorie einen neurophysiologisch fundierten Bezugsrahmen zur Erklärung von unterschiedlichen Handlungsmustern von Menschen in Stresssituationen. War vor der Polyvagal-Theorie das Modell von Kampf oder Flucht allgemein akzeptiert, so haben wir heute dank Porges ein differenzierteres Bild. Die Polyvagal-Theorie zeigt, dass unser Körper bei Stress auf drei Weisen reagieren kann. Fühlen wir uns sicher und sehen den Stress als bewältigbar an, wird der ventrale Vagus aktiv. Wir beruhigen und engagieren uns. Bewerten wir den Stress als Gefahr, werden wir über die Aktivierung des Sympathikus in den Kampf- oder Flucht-Modus versetzt. Sehen wir im Stress eine Lebensbedrohung, kommt der dorsale Vagus mit einer Immobilisierung ins Spiel, der eine Erstarrung oder den Totstellreflex mit sich bringt. Sobald Stress chronisch wird und uns überfordert, können wir das Gleichgewicht verlieren und durch inadäquate Reaktionen unsere Gesundheit gefährden. Chronischer und nicht zu bewältigender Stress führt zu Entzündungsprozessen im Körper, die wiederum Krankheiten begünstigen und uns schneller altern lassen. Die Art und Weise unserer Reaktion auf Stress und unsere Stressbewältigung durch das vegetative Nervensystem haben also Einfluss auf unsere Gesundheit und Wohlbefinden. Ist der ventrale Vagus aktiv, kann unser Körper sich regenerieren – der »innere Heiler« kann wirken. Befinden wir uns jedoch im Kampf- oder Flucht-Modus oder im Zustand der Erstarrung, werden die Selbstheilungsprozesse im Körper blockiert. Der Vagus kann also »sowohl Ursache zahl-

beitraege/selbstfuersorge-selbstschutz-lehrer

225 Patrick Remy: Professionelle Interaktion auf Grundlage der Polyvagaltheorie von Stephen Porges. Bachelorarbeit Hochschule Neubrandenburg. Sommersemester 2020. Online: https://digibib.hs-nb.de/file/dbhsnb_thesis_0000002416/dbhsnb_derivate_0000003039/Bachelorarbeit-Remy-2020.pdf

reicher Erkrankungen sein als auch ihre Lösung«. Er ist – so der dänische Körpertherapeut Stanley Rosenberg – »für jeden Aspekt unseres Lebens von zentraler Bedeutung«.[226]

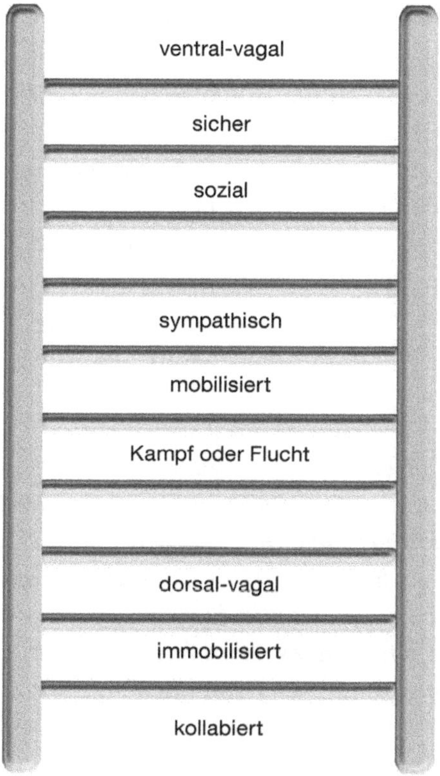

Abbildung 1: Die Polyvagale Leiter von Deb Dana

Abschließend gehen wir noch kurz auf den Begriff der »polyvagalen Leiter« ein (siehe Abbildung 1), der auf der Grundlage der Polyvagal-Theorie von der amerikanischen Traumatherapeutin Deb Dana entwickelt wurde. Es handelt sich um ein Konzept für die Praxis

226 Stanley Rosenberg: Der Selbstheilungsnerv. So bringt der Vagus-Nerv Psyche und Körper ins Gleichgewicht. VAK 2018.

der Selbsthilfe und für Psychotherapie. Die Leiter wird dabei als Metapher verwendet, um die verschiedenen Zustände oder Reaktionen unseres Nervensystems auf innere und äußere Reize zu visualisieren. Durch das Bild der Leiter können wir besser verstehen, in welchem Zustand wir uns gerade befinden: im Zustand des sozialen Engagements (oben auf der Leiter), im Zustand der Mobilisierung beziehungsweise der Kampf- oder Flucht-Reaktion (in der Mitte der Leiter) oder im Zustand der Immobilisierung beziehungsweise der Erstarrungs-Reaktion (unten auf der Leiter). Die polyvagale Leiter ermöglicht uns, uns unserer eigenen Reaktionen auf Stress bewusst zu werden. Dadurch können wir besser verstehen, wie wir uns so regulieren können, dass wir wieder in einen Zustand des sozialen Engagements zurückkehren können.

Dies zeigt eine weitere Begebenheit, die wir Ihnen erzählen möchten:

Ein Wochenende an einem wunderschönen Sommertag im Juli. Frau M. war auf der Fahrt zu ihrem langjährigen Freund, den sie seit Wochen nicht gesehen hatte. Er war beruflich im Ausland gewesen und heute würden sie sich wiedersehen. Zum Flughafen war es nur noch eine knappe Stunde. Sie war aufgeregt und erwartungsfroh. Und dann passierte es. Ein lauter Knall: Ein Reifen war geplatzt. Ihr kleines Auto geriet von der Fahrbahn, überschlug sich einige Male und landete kopfüber im Straßengraben. Sie war hilflos im Auto eingeklemmt. Panik kam auf. Innerhalb von Minuten, die sich wie Stunden anfühlten, trafen die Rettungskräfte ein. Die Feuerwehr, ausgerüstet mit schwerem Gerät, machte sich sofort daran, sie aus dem Auto zu befreien. Das Herz von Frau M. raste. Nach einer gefühlten Ewigkeit hatten die Feuerwehrleute es endlich geschafft. Und nun passierte etwas völlig Unerwartetes. Ein Feuerwehrmann nahm sie in seine Arme, und Frau M. begann heftig zu zittern und zu schluchzen.

Als sie nach einer Weile aus dem Krankenhaus entlassen wurde, begab Frau M. sich in die Weiterbehandlung bei einer ihr wohl vertrauten Hausärztin. Sie wollte wissen, ob sie nun eine Traumatherapie benötige. Die Hausärztin war glücklicherweise vertraut mit der Traumatherapie von Peter Levine und der Polyvagal-Theorie. Sie zeigte der Patientin die polyvagale Leiter von Deb Dana und beide »spielten« den Unfall gemeinsam durch. Kurz vor dem Unfall war die Patientin, so erkannten beide, in einem Bereich der Sicherheit (ventraler Vagus) gewesen. Nach dem Platzen des Reifens geriet Frau M. im sich überschlagenden Auto in den Kampf-Flucht-Modus (Sympathikus), um dann – im eingeklemmten Zustand – in den Erstarrungs-Modus (dorsaler Vagus) zu kommen. In den Armen des Feuerwehrmanns konnte sie die »Fluchtbewegung« (Auflösung der Erstarrung durch Zittern und Schluchzen) vollenden und in den ventralen Vagus zurückkehren. Damit wurde das Trauma aufgelöst, bevor es sich als posttraumatische Belastungsstörung manifestieren konnte. Beide – Ärztin und Patientin – stellten daher erleichtert fest, dass eine »weitere« Traumatherapie nicht erforderlich ist. In dieser schwersten Minute ihres Lebens war jemand für Frau M. da gewesen. Jemand, der sie »hielt«. Der Feuerwehrmann, dessen Namen sie nie erfuhr, hatte ihr in der Situation eines Unfalls das Gefühl von Sicherheit und Geborgenheit zurückgeben können – durch eine einzige Umarmung! Vielleicht brauchen wir manchmal ja nur jemanden, der da ist und uns hält.

Valebo, Valebo-Effekt und ein neues Narrativ

Der Begriff *Valebo* dient in Anlehnung an die Begriffe Placebo und Nocebo als Oberbegriff für das, was uns *selbstwirksam* in Bezug auf unsere Gesundheit und unser Wohlergehen macht. Sind Placebo- und Nocebo-Effekte im Sinne einer Täuschung eher Ausdruck einer unbewussten Wirksamkeit der Kontextfaktoren, so drückt Valebo den aktiven und bewussten Umgang mit solchen inneren und äußeren Faktoren aus, die Selbstwirksamkeit fördern. Valebo umfasst den Prozess von Achtsamkeit und Bedeutungsgebung sowie die Selbstermächtigung des Patienten in seiner Rolle als Experte in eigener Sache. Valebo ist der Gegenvorschlag zum alten Narrativ der Biomedizin, in dem der Patient nur eine passive Rolle spielt – die des Leidenden und Duldenden. In diesem naturwissenschaftlich und vor allem pharmakologisch ausgerichteten Narrativ der Biomedizin sind der Arzt und das Medikament die Protagonisten der Heilung. Der Begriff Heilung hat in diesem Narrativ eine Bedeutungsverengung erfahren. Heilung wird auf einen äußeren Akt des »Machens« reduziert, der den inneren Prozess der Selbstregulation weitestgehend ausgeklammert. Valebo drückt das neue Narrativ der biopsychosozialen Medizin aus, in dem es um Selbstheilung geht: Der Betroffene selbst wird zum Protagonisten der Heilung.

Das neue Narrativ sieht Krankheit nicht mehr mechanistisch-reduktionistisch und auch nicht als monokausales Ereignis. Es beschreibt die Entstehung von Krankheit vielmehr als Passungsstörung zwischen Organismus und Mitwelt sowie als multifaktoriellen und dynamischen Vorgang. Das Wirken biologischer, psychologischer und sozialer Kontexte wird hier als komplexer Prozess von Wechselwirkungen beschrieben. Leben findet immer in bestimmten Kontexten statt, das heißt wir können uns nicht *nicht* in einem bestimmten Kontext befinden. Wir können uns diesen Kontexten nicht entziehen, denn sie wirken immer auf uns. Aber wir sind diesen Kontexten dennoch nicht hilflos ausgeliefert. Unser Bewusstsein spielt eine aktive und gestalterische Rolle, indem wir durch unsere Einstellungen und Erwartungen den Kontexten eine Bedeutung geben. Erst über diese Bedeutungsgebung haben die Kontextfaktoren eine Wirkung auf uns. Durch Achtsamkeit können wir Einfluss nehmen, ob diese Wirkung positiv oder negativ ist. Valebo bedeutet in dieser Hinsicht die Kunst, Kontexte so zu gestalten, dass sie positiv auf unsere Gesundheit und unser Wohlergehen wirken.

In Bezug auf Medizin und Therapie ist das Konzept Valebo mit dem Begriff *Gesundheitskompetenz* (auf Englisch: *Health literacy*) verbunden, geht aber über dieses hinaus. Valebo beschränkt sich nicht auf Wissen sowie auf von außen vorgegebene Ziele. Vielmehr ist ein »inneres« Wissen gemeint, das auch Intuition einschließt. Valebo bezieht sich affirmativ auf eine innere Haltung und Einstellung der Zuversicht und des Vertrauens in unsere Selbstheilungskräfte und alles, was diese fördert und unterstützt. Sind eine solche Haltung und Einstellung ausgeprägt, wachsen wir aus der Rolle des Patienten – des Duldenden und Leidenden – heraus und entscheiden mit, welche Bedeutung bestimmte innere oder äußere Stimuli für uns haben. Wir werden zu Experten in eigener Sache.

Weitere Hinweise auf die Bedeutung des Wortes Valebo erhalten wir, wenn wir es aus dem Lateinischen ins Deutsche übersetzen. Folgende Möglichkeiten ergeben sich dabei: *Ich werde Einfluss haben – Ich werde gesund sein – Ich werde mich wohlfühlen.* Valebo meint also, dass wir uns unserer Selbstheilungskräfte bewusst sind und Einfluss auf sie nehmen können. Valebo meint darüber hinaus, dass wir wissen, was gut für uns ist und was nicht. Wir wissen, welcher Lebensstil zu uns passt und welchen Einfluss er auf unsere Gesundheit hat. Valebo bedeutet weiterhin, dass wir durch Selbstfürsorge mitentscheiden, wie es uns geht. Valebo bedeutet schließlich, dass wir in jeder Situation eine gewisse Souveränität und Würde behalten können, da wir Kontexten nicht hilflos ausgeliefert sind und unsere eigene Deutungsmacht nicht infrage stellen lassen.

Aus dem Valebo, das heißt aus den genannten Faktoren, entsteht ein Valebo-*Effek*t, womit Linderung und/oder Heilung von Symptomen verbunden ist, ohne dass eine Täuschung durch den Arzt stattgefunden hat. Der Valebo-Effekt bringt unsere Achtsamkeit bezüglich unserer Rezeptivität für die Mitwelt und des Einflusses der inneren Haltung, Einstellung und Erwartung zum Ausdruck. Er äußert sich also genau wie ein Placebo-Effekt als eine reale physiologische Wirkung. Valebo bringt aber im Gegensatz zum Placebo zum Ausdruck, dass wir uns über den Einfluss unserer Bedeutungsgebung und damit unserer Erwartungen sowie Konditionierungen bewusst sind. Wir wissen, dass wir aktiv Valebo-Effekte erzeugen können. Wir fühlen und sind uns darüber im Klaren, dass wir sowohl die nötigen Ressourcen als auch die Gelassenheit haben, um herausfordernde Situationen bewältigen zu können. Dieses Wissen können wir in Selbstfürsorge umsetzen, die dann sogar zu einer *radikalen* Selbstfürsorge werden kann. Die Betonung auf *radikal* im Zusammenhang mit Selbstfürsorge stammt von der amerikanischen Ärztin Lissa Rankin, die unter dem Motto »Schreiben Sie sich Ihr eigenes Rezept« konkrete Anleitungen gibt.[227] Das Ziel der radikalen Selbstfürsorge ist es, »die optimalen Voraussetzungen für eine Selbstheilung des Körpers zu schaffen«.[228]

Der Valebo-Effekt kann als Begleiter medizinische Behandlungen fördern und verstärken – er kann aber auch selbst beziehungsweise aus sich heraus zu einem Wirkmittel werden. Aus einem engen biomedizinischen Blickwinkel heraus betrachtet, wird er als sogenanntes unspezifisches Wirkmittel missverstanden. Aus dem breiteren Blickwinkel einer biopsychosozialen Medizin kann er als die Essenz einer jeden Heilung gewürdigt werden. Dennoch gibt es Grenzen und das Wissen über diese Grenzen ist sogar Teil des Valebo. Bedeutet Valebo einerseits, dass wir Selbstwirksamkeit erwarten und Selbstwirksamkeitserfahrungen machen, so bedeutet Valebo andererseits, die Grenzen der eigenen Selbstwirksamkeit zu kennen beziehungsweise zu verstehen, wann wir Hilfe von anderen benötigen. Dort, wo wir äußere Hilfe benötigen, können wir diese auch zulassen. Durch diese äußere Hilfe erhalten wir dann gezielte Impulse zur Linderung und Heilung oder wir bekommen Beistand und Trost. Der Arzt hilft uns in seiner Rolle als Experte für Krankheiten und idealerweise auch als fachkundiger Berater. Pflegende begleiten uns dabei, dass wir im Rahmen der Möglichkeiten in der jeweiligen Lebenssituation Experten für unser eigenes Leben bleiben beziehungsweise es Schritt für Schritt wieder werden können.

---

227 Lissa Rankin: Mind over Medicine. Warum Gedanken stärker sind als Medizin: Wissenschaftliche Beweise für die Selbstheilungskraft. Kösel 2014, S. 236 ff.

228 Ebenda, S. 247.

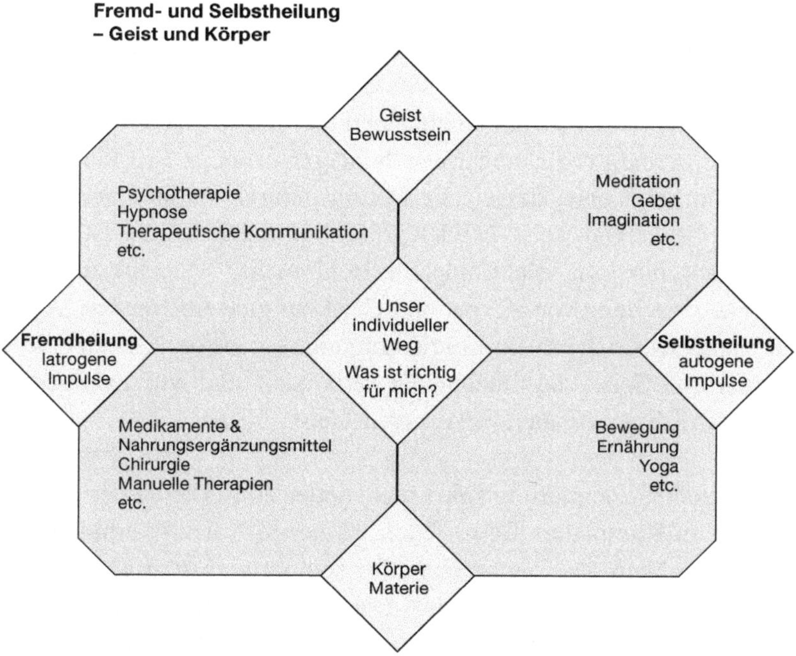

Abbildung 2: Die vier Quadranten der Heilung

Valebo ist dann für den therapeutischen Bereich Ausdruck einer radikalen Patientenorientierung, so wie sie der Kardiologe und Friedensnobelpreisträger Bernard Lown gefordert hat: »Power to the people: Der Patient führt das Kommando!«[229]. In Therapie und Pflege, das heißt in der Interaktion zwischen Patienten und medizinischem Personal, sollten Zugewandtheit, Empathie sowie unbedingte Wertschätzung eine unverzichtbare Grundlage sein. In Abbildung 2 zeigen wir vier Quadranten, die das Thema der Selbst- und Fremdheilung (die Horizontale) in Bezug auf die Ebenen Körper und Geist (die Vertikale) veranschaulichen. Für jeden Bereich stehen Mittel und Wege der Heilung und Gesundheitsförderung zur Verfügung, die wir für die

229 Bernard Lown: Heilkunst. Mut zur Menschlichkeit. Schattauer 2015, S. 214.

Aktivierung der Selbstheilungskräfte nutzen können. Der autonome Patient sollte das Recht haben, selbst zu entscheiden, in welcher Situation er sich aus welchem Quadranten welche Art von Unterstützung holt. Selbst- und Fremdheilung sind dann keine Gegensätze, sondern eher idealtypische Pole auf einem Kontinuum; denn in der Praxis gibt es keine »reine« beziehungsweise hundertprozentige Fremdheilung. Niemand kann ohne das eigene Mittun gesund werden. Auch eine »reine« beziehungsweise hundertprozentige Selbstheilung ist, wenn überhaupt, nur sehr selten möglich. In ähnlicher Weise ist auch die Gegenüberstellung von Körper und Geist nur eine Abstraktion. Auch hier handelt es sich um ein Kontinuum mit zwei idealtypischen Polen. Körper und Geist sind miteinander verbunden, und wir sind sowohl beseelter Körper als auch verkörperter Geist.

Die Patientenorientierung führt uns wieder zum Thema der bereits genannten Kompetenz Betroffener. Im neuen Narrativ erhalten sie die Möglichkeit, in eigener Sache für sich tätig zu sein. Damit verbunden ist aber auch eine Verantwortung. Der Patient kennt idealerweise seine Grenzen und Probleme auf der einen Seite sowie seine Ressourcen und Möglichkeiten auf der anderen Seite. Durch Selbstkenntnis und Selbstakzeptanz entwickelt dieser ein Selbstwertgefühl, sorgt für sich und geht achtsam mit sich um. Der Schweizer Onkologe und frühere Präsident der Deutschen Krebsgesellschaft Gerd Nagel definiert Patientenkompetenz als die »Fähigkeit des Patienten, sich den Herausforderungen der Erkrankung zu stellen, sich auf die eigenen und fremden Ressourcen der Krankheitsbewältigung zu besinnen, diese Ressourcen zu nutzen, dabei auch persönliche Bedürfnisse zu berücksichtigen, eigene Zielvorstellungen zu verfolgen und Autonomie zu wahren«.[230] Nagel berichtet aus der onkologischen Praxis, dass kompetente Patienten an ihre Ressourcen glauben und überzeugt sind, dass sie ihre Heilungschancen aktiv beeinflussen können. Er bestätigt, dass durch Studien der »Faktor Lebens-

230 Gerd Nagel et. al.: Patientenkompetenz: Begriffsbestimmung und prognostische Relevanz bei Krebs – Ergebnisse einer Umfrage. Deutsche Zeitschrift für Onkologie 36 110–117 (2004).

qualität« gut belegt ist: »Wenn sie sich in Kooperation mit dem Arzt und treu dem Behandlungsplan in die eigenen Angelegenheiten einmischen, steigt ihre Lebensqualität.« Da kompetente Patienten besser auf ihren Lebensstil (Ernährung, Bewegung, Schlaf etc.) achten sowie Stress und Erschöpfungssituationen vermeiden, erhöhen sie den »Abwehrstatus von Körper, Geist und Seele«.[231] Damit bestätigt der Begriff Valebo den alten Spruch des Paracelsus: »Die Kraft des Arztes liegt im Patienten.«[232]

Nagel vertritt eine interessante Position hinsichtlich der Rolle der Komplementärmedizin in der Onkologie. Diese rechtfertigt sich für ihn zwar »nicht aus der Krankheitsbetrachtung der naturwissenschaftlich orientierten Medizin«, aber »aus der komplementären Wirklichkeit« des Patienten. Patienten haben, so Nagel, das »Recht auf einen eigenen Denkstil, auf eine Mitgestaltung des Behandlungsplans gemäß ihrer eigenen Grundüberzeugungen«.[233] Mit Hinblick auf komplementärmedizinische Behandlungen, die im Sinne der evidenzbasierten Medizin (noch) nicht anerkannt sind, sollte der Patient offen und ehrlich aufgeklärt werden. Gleichzeitig sollte ihm aber eine Perspektive aufgezeigt werden, die ihm die mögliche Wirksamkeit verstehbar macht beziehungsweise deutlich werden lässt, dass er selbst mit seinem Bewusstsein ein Teil des Heilungsgeschehens ist.

Die Position von Nagel hinsichtlich komplementärmedizinischer Verfahren ähnelt dem Vorgehen der bereits beschriebenen »offenen Gabe« von Placebos. Dem Patienten wird also mitgeteilt, dass er keinen spezifischen Wirkstoff erhält, aber er wird über den Placebo-Effekt aufgeklärt. Aus der Placebo-Analgesie ist bereits bekannt, dass die medizinische Beratung außerordentlich wichtig ist und dazu führen kann, dass der Effekt bei einem offenen Placebo

231 Ebenda.

232 Zitiert bei Gerd Nagel: Die Kraft des Arztes liegt im Patienten. In: Managed Care, 2007, 2, S. 17–19.

233 Gerd Nagel et. al.: Patientenkompetenz: Begriffsbestimmung und prognostische Relevanz bei Krebs – Ergebnisse einer Umfrage. Deutsche Zeitschrift für Onkologie 36 110–117 (2004).

genauso stark ist wie der Effekt bei der Unwissenheit des Patienten, ob er in der Placebo-Gruppe ist. In diesem Zusammenhang weist die Schmerzpsychologin Regine Klinger darauf hin, dass Patienten Selbstwirksamkeit »nur in einer Atmosphäre absoluten Vertrauens und gegenseitigen Einvernehmens mit dem Arzt erlangen«: »Das bedeutet, dass mit dem Patienten die Wirkmechanismen von Placebos besprochen werden, die Verbindung zu der Selbstwirksamkeit aufgezeigt wird und mit dem Patienten überlegt wird, ob er oder sie gegebenenfalls Placebos einsetzen möchte.«[234]

Die Forschung zu »offenen Placebos« bestätigt die Wirkkraft des Valebos, bezeichnet deren Wirkung allerdings noch als Placebo-Effekt. Aber wer erweist denn hier wem einen Gefallen? Oder: Wer versucht wem zu gefallen? Der Arzt dem Patienten? Der Patient dem Arzt? Die Bedeutung des Wortes Placebo im Lateinischen lautet ja: *Ich werde gefallen*. Die Wirkung eines »offenen Placebos« kann also nur ein Valebo-Effekt sein.

Unabhängig davon, ob in einer Behandlung etablierte und evidenzbasierte Therapieverfahren, Placebos oder auch nicht evidenzbasierte beziehungsweise nicht anerkannte Verfahren zur Anwendung kommen, sollte es die Aufgabe des Arztes sein, die Kompetenz des Patienten zu stärken. Für den Betroffenen geht es darum zu erkennen, welche Faktoren bei der Entstehung einer Krankheit eine Rolle spielen und auf welche Ressourcen er für seine Gesundung zurückgreifen kann. Ausgehend von der Lebenswelt eines kranken Menschen ist das Ziel therapeutischer Kommunikation, ihm wieder – im Sinne der antiken Diätetik (Lebenskunst) – Anstöße in Richtung Selbstwirksamkeit zu geben. Dabei geht es auch darum, ihn an seine Ressourcen zu erinnern beziehungsweise diese gemeinsam in einem Gespräch auf Augenhöhe zu entdecken. Pathogene Denk- und Deutungsmuster sollten dekonstruiert sowie salutogene Muster

234 Regine Klinger: Schmerz und Placebo. Webseite der Deutschen Schmerzgesellschaft. 2019. Online: https://www.schmerzgesellschaft.de/patienteninformationen/besonderheiten-bei-schmerz/schmerz-und-placebo

gestärkt werden. Ziel der therapeutischen Kommunikation ist es, die Selbstkompetenz weiter zu stärken oder verschüttgegangene Kompetenzen wieder bewusst werden zu lassen. Gelingende therapeutische Kommunikation unterstützt den Patienten dabei, in Resonanz zu kommen: mit sich selbst, mit der natürlichen Mitwelt und mit seiner soziokulturellen Umgebung sowie mit den medizinischen Begleitern und Wirkmitteln. Gegebenenfalls tritt das Transzendente hinzu, das ein Gefühl der Verbundenheit unterstützt und Leben mit Sinn erfüllt. Valebo-Effekte können entstehen (siehe Abbildung 2).

Innere und äußere Faktoren	**Selbstheilung als Grundlage** (autogene Faktoren der Heilung) Lebe so, dass sich Körper, Geist und Seele in Harmonie befinden und der »innere Heiler« in dir wirken kann!	**Natur und Kultur als Rahmen** (Kontext-Faktoren der Heilung) Lebe mit deiner Umgebung und deiner Mitwelt im Einklang!
Therapie und Therapeuten	**Therapeuten als Begleiter** (iatrogene Faktoren der Heilung) Gehe zu Therapeuten, bei denen du Resonanz spürst!	**Wirkmittel als Anstoß** (medicamentogene Faktoren der Heilung) Nutze Wirkmittel, zu denen du in Resonanz bist!
Spiritualität als Rahmen	**Der Boden: Das Gefühl der Verbundenheit** (transpersonale Faktoren) Suche Situationen der Verbundenheit, sodass du spürst, dass du nicht allein bist und fühlst, dass alles eins ist!	**Das Dach: Das Erleben von Sinn** (transpersonale Faktoren) Suche Situationen des Schönen und Sinnhaften, sodass du ahnst, dass es etwas Höheres gibt!

Abbildung 3: Wirkfaktoren der Heilung – sechs praktische Maximen

Heilung bedeutet vor diesem Hintergrund, dass der Patient sich traut, sein eigenes Leben zu leben. Er spürt, dass er mit seiner Haltung und seinem Handeln die Qualität seines Lebens wirksam mitgestalten kann, sodass er Selbstwirksamkeit erlebt. Er lebt damit das Valebo-Prinzip. Die Freude am Gelingen führt ihn in einen Zustand, in dem Körper und Geist mehr oder weniger »schweigen« und alles in Resonanz ist – alles passt und genügt. Das Sein kann einfach genossen werden.

Ausgehend von der Selbstfürsorge des Patienten können wir zusammenfassend drei Bereiche ausmachen, in denen wir dem Gedanken des Valebos – bewusst selbstwirksam zu sein – Gestalt verleihen. Diese sind a) der Lebensstil beziehungsweise die Diätetik, b) die Achtsamkeit gegenüber Kontexten und in der Bedeutungsgebung sowie c) die aktive und unterstützende Heilungsarbeit an uns selbst durch verschiedene Entspannungs- und Mentalverfahren sowie spirituelle Praktiken. Der Lebensstil ist dabei die wichtigste Komponente der Selbstfürsorge. Dieser dient der Gesunderhaltung (Prävention) durch das Schaffen eines Milieus, in dem Selbstregulation als autonomer Prozess einfach geschehen kann. Der Lebensstil betrifft zudem die Lebensstilveränderung bei krankheitsförderlichen oder krankheitsverursachenden Verhaltens- und Lebensumständen und unterliegt individuellen Bedürfnissen. Er ist bestenfalls an gesundheitsfördernde Verhaltens- und Denkweisen ausrichtet. Darin integriert ist die Achtsamkeit in der Bedeutungsgebung, die mit unseren Mindsets verbunden ist. Vor dem Hintergrund der Thematik der Placebo-Effekte wurde der Einfluss unserer Bedeutungsgebung bereits angesprochen. Ellen Langer bringt es auf den Punkt: Achtsamkeit gegenüber Kontexten lässt uns diese mitgestalten. Das heißt: Wie gehe ich mit bestimmten Informationen um? Welche Vorstellungen und Erwartungen habe ich bezüglich einer Situation oder einer Behandlung? Was kann ich tun, wenn ich mir Sorgen mache oder Angst habe? Wie kann ich mich um mich selbst kümmern? Die aktive Heilungsarbeit umfasst Entspannungs- und Mentalverfahren sowie spirituelle Praktiken. Diese beziehen sich nicht nur auf akute Situationen, sondern sind gleichzeitig Bewältigungsstrategien, die mit in unser Leben einfließen und Teil des Lebensstils werden können. Die Meditation dient beispielsweise sowohl der Förderung der täglichen Stressresilienz als auch der Bewältigung von Herausforderungen in akuten Situationen.

Fazit

Die Botschaft der Cura, das Konzept der Selbstheilung und der Valebo-Effekt sind eng verbunden mit einem neuen Narrativ, in dem der Patient nicht mehr der bloß Leidende und Duldende ist, sondern Experte in eigener Sache. Für dieses neue Narrativ bietet die Diätetik der antiken Heilkunst ein wichtiges Vorbild. Eine wissenschaftliche Bestätigung findet das neue Narrativ unter anderem in der Placebo-Forschung und in der Polyvagal-Theorie. Ausdruck seiner praktischen Anerkennung und Würdigung ist die Ottawa-Charta zur Gesundheitsförderung der Weltgesundheitsorganisation, die Anknüpfungspunkte für zivilgesellschaftliche Gesundheitsprogramme gibt.

Bei allem Gewicht, das dem neuen Narrativ gebührt, darf es nicht überstrapaziert werden. Wir können und müssen nicht alle Herausforderungen in unserem Leben durch Selbstfürsorge bewältigen. Es gibt Situationen und Grenzen, wo wir Fürsorge, Pflege und auch medizinische Unterstützung benötigen. Lebensfremd wäre es auch, Krankheiten nur als Ausdruck geistiger und emotionaler Faktoren zu verstehen und ihre Behandlung dem Betroffenen allein zu überlassen. Krankheiten haben fast immer auch ein biologisches Korrelat in unserem Körper und hängen nicht nur mit uns, sondern auch mit unserer natürlichen Mitwelt sowie unserer soziokulturellen Umgebung zusammen. Bestimmte Parameter sind messbar und können objektiviert werden. Dennoch wird Krankheit zu einem nicht unerheblichen Teil über innere Einstellungen (Mindsets), bereits erlebte Erfahrungen sowie durch die subjektive Wahrnehmung und Bewertung äußerer Stimuli durch die Betroffenen »konstruiert« und ist damit entsprechend beeinflussbar. Für das subjektiv empfundene Leid ist es zum Beispiel von Bedeutung, ob bestimmte Symptome mit Emotionen verbunden sind, ob zum Beispiel etwas als peinlich empfunden wird, mit Scham besetzt ist oder zu einem Gefühl von Hilflosigkeit und Ohnmacht führt. Wichtig ist auch, wie etwas sprachlich ausgedrückt wird. Macht uns ein bestimmtes Wort eher Angst oder stärkt es unser Vertrauen und unsere Zuversicht?

Da wir als Menschen gleichzeitig Natur- und Kulturwesen sind, stellen Krankheit und Gesundheit ein biopsychosoziales Phänomen von Körper und Geist dar, das in einem komplexen Prozess konstruiert wird. Als Doppelwesen (Natur und Kultur, Körper und Geist) geben wir über unseren (konstruierenden) Geist äußeren und inneren Stimuli eine Bedeutung. Zahlreiche Kontextfaktoren nehmen Einfluss darauf, was wir überhaupt wahrnehmen können, ob wir etwas als bewältigbar einschätzen oder als Bedrohung empfinden und ob wir etwas als sinnhaft und als kohärent in unser Leben integrieren können. Diese Kontextfaktoren und die Bedeutungsgebung beeinflussen sich wechselseitig. Über unser Bewusstsein und durch Achtsamkeit können wir aber Einfluss auf Kontexte nehmen. Wir sind ihnen nicht ausgeliefert, sondern entscheiden bis zu einem gewissen Grad selbst. Das Atmen ist dafür ein passendes Beispiel. Einerseits handelt es sich hierbei um einen automatisch ablaufenden Prozess im vegetativen Nervensystem. Andererseits können wir den Atem bewusst beeinflussen und dadurch unseren körperlichen und geistigen Zustand verändern. Der Valebo-Effekt erinnert uns an unsere inneren Möglichkeiten und lädt uns ein, Ressourcen zu nutzen und damit selbstwirksam zu werden. Er sollte aber nicht als Pflicht verstanden werden, sondern allenfalls als eine Verantwortung. Die Botschaft der Cura und der Valebo-Effekt sind die beiden Seiten einer Medaille.

4

Eine gelebte Vision: Natur, Kultur und Technik im Gleichgewicht

»Wir müssen das Gesundheitssystem in eine gemeinwohldienliche Ökonomie transformieren, die der Gesundheit des einzelnen Menschen und der Gesellschaft dient. Die Herausforderung lautet: Ökonomie für mehr Menschlichkeit.«

(Ellis Huber)[235]

Cura als conditio humana: Das Cura-Wesen

Begonnen haben wir dieses Buch mit der Botschaft der Cura. Sie führte uns vor Augen, dass Selbstsorge, Fürsorge und Pflege Voraussetzungen für das Überleben des Einzelnen und der Gemeinschaft sind. Diese einfache Erkenntnis ist zeitlos und gilt für alle Kulturen. Sie betrifft auch das Miteinander der verschiedenen Kulturen auf diesem Erdball sowie die Beziehungen zwischen Mensch und Natur. Es gibt nur eine Gesundheit und diese ist unteilbar! Der Dalai Lama hat dies in seinem Hinweis zum Ausdruck gebracht, dass wir uns paradoxerweise selbst nur dann helfen können, wenn wir anderen helfen und »erkennen, dass wir alle vereint und voneinander abhängig sind«. Liebe und Empathie sowie das Gefühl der Verbundenheit mit allen Lebewesen sind – so der Dalai Lama – eine Voraussetzung für das Überleben unserer Spezies.[236]

Die Botschaft der Cura ist gerade in der Zeitenwende von allergrößter Bedeutung. Wir stehen an der Schwelle, an der sich entscheidet,

235 Ellis Huber in einem Kommentar zu einem Beitrag von Jens Baas, Vorstandsvorsitzender der Techniker Krankenkasse, auf Linkedin: https://www.linkedin.com/

236 Dalai Lama: Der Buddhistische Weg zum Glück. Das Herz-Sutra, O.W. Barth 2004.

ob wir uns auf Cura als *conditio humana* zurückbesinnen oder uns anmaßen, Gott zu spielen und die Natur zu beherrschen. Wir beenden unser Buch daher in diesem Kapitel mit einer fiktiven Geschichte, die uns noch einmal in die Zeit der Cura zurückführt.

Im Tempel der Göttin Cura gab es zwei Säle, die der Belehrung der Menschen dienten. Der erste Saal wurde Aedes Desperatio genannt – der Saal der Verzweiflung. In diesem Saal stand ein riesiger Marmortisch, beladen mit den köstlichsten Speisen. Aber die Anwesenden konnten diese nicht genießen. Die Löffel, die ihnen zur Verfügung standen, waren so lang, dass sie das Essen nicht zu ihren Mündern führen konnten. Der Saal war erfüllt von Stöhnen und Seufzen. Der zweite Saal wurde Aedes Concordia genannt – der Saal der Harmonie. Wie im ersten Saal gab es auch hier einen Marmortisch mit denselben Delikatessen und denselben langen Löffeln. Aber dieser Saal war erfüllt von Lachen und Freude. Die Menschen in diesem Saal hatten eine wichtige Lektion gelernt: Statt weiter zu versuchen, mit den langen Löffeln etwas zu ihren Mündern zu führen, fütterten sie sich ohne jede Mühe gegenseitig. Jeder sorgte für den anderen und damit auch für sich selbst. Alle empfanden Freude und waren zufrieden.

Bezeichnenderweise gibt es diese Allegorie der langen Löffel in vielen Kulturen. Sie begegnet uns zum Beispiel als jüdische, persische und russische Geschichte, in der es um den Unterschied zwischen Himmel und Hölle geht. Wir nehmen sie als Anlass für die gelebte Vision eines Cura-Wesens als Alternative zu den beschriebenen Auswüchsen der heutigen Gesundheitswirtschaft. Ein solches Cura-Wesen geht davon aus, dass Gesundheit keine Ware sein darf. Im Mittelpunkt darf allein der Mensch stehen. Gesundheit muss vom Menschen aus und für Menschen gedacht werden. In der Medizin dürfen nicht technische Machbarkeit oder ökonomisches Kalkül entscheiden. Es gilt vielmehr das einfache ethische Prinzip, Menschen in der Not zu helfen und Leid zu lindern sowie Kranke, Schwache und Verletzte zu begleiten und zu unterstützen. In einem solchen

Cura-Wesen ist der Mensch immer Subjekt und niemals Objekt. Jegliche (Über-)Medikalisierung und unnötige Behandlungen werden konsequent verhindert. Der Fokus wird auf Prävention und die Entwicklung von Gesundheits- und Patientenkompetenz gelegt. Jeder Mensch wird ermächtigt, Verantwortung für seine eigene Gesundheit zu übernehmen. Jeder, der dies wünscht, kann auf Augenhöhe medizinischen Experten begegnen und wird als Experte in eigener Sache geachtet. In keiner Lebenssituation wird das Recht auf Selbstwirksamkeit infrage gestellt oder eingeschränkt. Die Nutzung beziehungsweise der Einsatz einer jeden Form von Technik erfolgt reflektiert und nur zum Wohle der Menschen. Alle medizinischen Maßnahmen, die getroffen werden, sollen nachhaltig sowie ökologisch und sozial vertretbar sein. Nicht zuletzt sollte in einem Cura-Wesen jeder Mensch eine hohe »Sorge- und Pflegekompetenz« besitzen. Jeder sollte das Wissen und die Fähigkeiten haben, die zur Fürsorge für sich selbst und für andere erforderlich sind. Jeder lernt Selbstsorge und jeder lernt, sich um andere Menschen, die Natur und die Kultur zu kümmern. Ein solcher »ziviler Dienst« für alle fördert die Resilienz des Einzelnen und der Gesellschaft.

Damit sich ein solches Cura-Wesen in einer Gesellschaft entwickeln und behaupten kann, sollte die jetzige Gesundheitswirtschaft in eine gemeinwohlorientierte Ökonomie transformiert werden. Nur wenn sich Medizin und Gesundheitsversorgung außerhalb der Logik der Geldwirtschaft entwickeln können, hat das Cura-Wesen eine Zukunft. Denn die Probleme des gegenwärtigen Gesundheitssystems und der Gesundheitspolitik sind der notwendige Ausdruck der spezifischen Kontraproduktivität, auf die Ivan Illich mit Vehemenz hingewiesen hat: »Die Iatrogenesis ist nur einzudämmen, wenn sie als ein Aspekt unter anderen der destruktiven Herrschaft der Industrie über die Gesellschaft, als nur ein Beispiel jener paradoxen Kontraproduktivität begriffen wird, die heute in allen wichtigen Bereichen der Industrie zutage tritt.«[237] Illich hat eindringlich davor gewarnt, dass

237 Ivan Illich: Die Nemesis der Medizin. Von den Grenzen des Gesundheitswesens. Rowohlt 1995, S. 150.

diese immanente Wachstumsdynamik das »autonome Handeln« der Menschen lähmt.

Damit grundlegende Transformation stattfinden kann, bedarf es aber keiner Revolution. Es bedarf vielmehr einer konzertierten Aktion der Zivilgesellschaft für eine nachhaltige Gesundheit. Denn im Kern stellt eine solche Transformation vor allem einen kulturellen Wandel dar. Einen solchen kann – so der Wissenschaftstheoretiker und Kulturökologe Peter Finke[238] – jeder Einzelne praktizieren und unmittelbar damit beginnen. Dabei geht es um ein neues Denken und Handeln, das aus der Sackgasse der spätmodernen Antriebskräfte führt, die auch die Krise in unserem jetzigen Gesundheitswesen verursacht haben. Ein nachhaltiger kultureller Wandel ist aber von der Politik nicht zu erwarten. Er kann nur »von unten« kommen. Peter Finke beschreibt, dass die heutigen Machteliten den «Weg zu einer kulturellen Erneuerung, zur Rettung des irdischen Klimas wie unserer himmlischen Ideale« nicht leisten können. Er folgert daraus, dass »wir es selbst tun (müssen), beginnend bei den individuellen Graswurzeln des einzelnen Menschenlebens und fortgesetzt in kleinen, selbstorganisierten Gemeinschaften freier Bürger«, wobei Kunst und Kultur eine Vorreiterrolle spielen.

Kulturheilkunde und Cura: Ein Gebot der Stunde

Dass Kunst und Kultur eine wichtige Rolle für Gesundheit und Wohlergehen spielen, wird sichtbar, wenn der Zugang zu ihnen begrenzt oder sogar versperrt ist. Die im Rahmen von Corona durch die Politik verfügten Maßnahmen trafen den Kunst- und Kulturbereich besonders heftig. Sie verursachten Leid nicht nur für die Kulturschaffenden, sondern für alle Menschen – gerade auch für Kranke, Schwache und Hilfsbedürftige. Für den »inneren Arzt« und die Selbstregulation sind Resonanzerfahrungen und das Gefühl von

238 Peter Finke: Die kulturelle Krise, in der wir stecken. Online: http://www.gcn.de/download/die-kulturelle-krise.pdf. .

Kohärenz durch kulturelle Erlebnisse von unschätzbarem Wert. Auf einem aktuellen Plakat der Initiative »Kultür Potsdam« zur kulturellen Teilhabe in Krisenzeiten hieß es: »Corona hat gezeigt, dass ein Kulturdefizit auch krank machen kann.«[239]

Interessanterweise hat kurz vor Corona die Weltgesundheitsorganisation im November 2019 in einem Bericht auf Grundlage von 962 Studien (unter Einschluss von 200 Reviews zu weiteren 3000 Studien) die Evidenz von Kunst und Kultur für Gesundheit und Wohlergehen nachgewiesen und sogar Maßnahmen empfohlen. Die Medien reagierten darauf mit Meldungen, dass es bald »Kultur auf Rezept« geben werde und nannten beispielhafte Initiativen in Kanada, Skandinavien und Großbritannien, aber auch in Deutschland. Ein Höhepunkt der weltweiten Initiativen unter dem Motto »Kultur heilt« war die einjährige Kampagne »Kultur auf Rezept« der Ärztekammer der finnischen Stadt Turku im Jahr 2011, die damals Kulturhauptstadt Europas war. Auch in Düsseldorf verschreiben Kinder- und Jugendärzte im Projekt »Kulturspritze« Theaterbesuche auf Rezept.[240]

Eine der angesehensten medizinischen Fachzeitschriften, das *British Medical Journal*, veröffentlichte 2019 eine Studie, in der nachgewiesen wird, dass Teilhabe an Kultur gesundheitsfördernd und lebensverlängernd wirkt: Wer mehr als zweimal im Jahr an einem Kulturereignis teilnahm, verminderte gemäß der Studie sein Sterberisiko um 31 %.[241] In einem Bericht über diese Studie gab die Zeitschrift *Medscape* daraufhin eine Empfehlung an die Leserschaft: »Wer sich selbst oder seine Liebsten lange am Leben halten möchte, sollte ihnen womöglich Konzertkarten oder ein Theater-Abo zu Weihnachten schenken.«[242]

---

239 Online: http://kultuer-potsdam.de/.

240 Deutschlandfunk. Online: https://www.deutschlandfunk.de/kultur-auf-rezept.691.de.html?dram:article_id=53231)

241 Nicola Gill: Cultural activities linked to lower mortality. In: BMJ 2019; 367: l6774. Online: https://www.bmj.com/content/367/bmj.l6774

242 Petra Plaum: BMJ-Weihnachtsausgabe: Die Künste, schnelle Autos, Sex ... und der Herztod. In: Medscape, 20.12.2019. Online: https://deutsch.medscape.com/artikelansicht/4908493

Eine Erklärung für die »heilende Kraft« der Kultur sehen wir unter anderem darin, dass Kultur als ein wichtiger Bedeutungsgeber verstanden werden kann und gerade in Notsituationen Orientierung ermöglicht sowie die erforderliche Kraft zur Bewältigung von Problemen liefert. Kunst und Kultur werden daher in einem Cura-Wesen von großer Bedeutung sein und dürfen Menschen nicht vorenthalten werden. Kultur bietet Körper und Geist eine Art Resonanzfeld, sie drückt ein tiefes und sehr frühes Bedürfnis von Menschen nach dem Schönen und Spielerischen sowie nach Muße, Entschleunigung und Zweckfreiheit aus. In der Spätmoderne ist Kultur wohl die letzte Domäne, in der dies noch möglich ist. Kultur gibt gerade dadurch der Gesunderhaltung und der Heilung Impulse. Nicht zuletzt sind Bildung und Kultur eng miteinander verknüpft: Bereitschaft und Möglichkeit zu einer gesünderen Lebensweise hängen vom Grad der Bildung und Kultur ab.

Ein Schritt in Richtung eines neuen Cura-Wesens wird daher eine Rückbesinnung auf eine Zeit sein, in der Medizin noch Heilkunst und als solche mit Kunst und Musik eng verbunden war. Eine passende Bezeichnung für eine Heilkunst, die Medizin und Kultur wieder miteinander verbindet, ist das Wort Kulturheilkunde, das einerseits eine Vorgeschichte[243] hat und anderseits bereits eine gelebte Vision darstellt.[244] Von ihrem grundlegenden Anliegen aus betrachtet drückt Kulturheilkunde eine therapeutische Haltung jenseits von einzelnen medizinischen Verfahren und/oder Richtungen aus: Sie stellt den kranken Menschen in seinem natürlichen und kulturellen Umfeld in den Mittelpunkt und zielt – in Anlehnung an das antike Konzept der Diätetik – auf eine Lebenskunst, die für Gesunderhaltung und Heilung förderlich ist. Kulturheilkunde beansprucht also keineswegs, ein eigenständiges Heilverfahren oder Ersatz für eine

243 Hartmut Schröder und Florian Mildenberger: Kulturheilkunde – Was könnte sie sein und leisten? In: Jahrbuch 2013. Aktuelle Forschungsberichte aus dem IntraG. KVC Verlag 2013.

244 Siehe dazu den Sammelband von Marlen und Hartmut Schröder (Hrsg.): Kulturheilkunde. Natürlich und kulturvoll leben. Verlag Andreas Mascha 2019. Einen Überblick über praktische Aktivitäten vermittelt die Internetseite der Internationalen Gesellschaft für Natur- und Kulturheilkunde IGNK e.V. Online: http://kulturheiltage.ignk.de

medizinisch sinnvolle Therapie zu sein. Sie hat vielmehr zum Ziel, alle Akteure des Heilungsgeschehens (Patienten, Ärzte und Therapeuten sowie Entscheidungsträger in Politik und Wirtschaft) auf das heilende Potenzial der Kultur aufmerksam zu machen.[245]

Kulturheilkunde hat eine gemeinsame Schnittstelle sowohl zur Cura als auch zu dem neuen Konzept Valebo beziehungsweise Valebo-Effekt. In gleicher Weise wie diese sieht sie Heilung als Selbstheilung beziehungsweise als das Wirken der Selbstheilungskräfte. Diese können angeregt werden a) durch spezifische Wirkmittel (Medizin), b) durch die innere Haltung des Menschen mit einer Krankheit (Valebo), c) durch ein therapeutisches Umfeld und eine therapeutische Beziehung (Cura) sowie d) durch äußere Impulse aus der natürlichen Mitwelt und der soziokulturellen Umgebung. Eine die Gesundheit förderliche innere Haltung meint Achtsamkeit, Selbstfürsorge und Selbstkultivierung. Ein passendes therapeutisches Umfeld und eine passende therapeutische Beziehung bedeutet Resonanz und entsteht vor allem aus Empathie und Begegnung auf Augenhöhe. Heilimpulse von außen können aus Resonanzerfahrungen mit der Natur und der Kultur kommen. Hier geht es neben der *Haltung im Innen* um die *Gestaltung im Äußeren*, womit nicht zuletzt auch die Architektur und Einrichtung von Heilstätten gemeint ist. Waren die Heilstätten in der Antike noch *Heiligtümer des Asklepios,* sind sie heute Fabrikhallen des Mammons. Verfügte ein Asklepeion an einem erhabenen Ort über Konzert- und Theaterstätten sowie Bäder zur kultischen Reinigung, so ist das moderne Krankenhaus eher ein Ort der technischen Funktionalität und Massenabfertigung. Gibt der eine Ort ein Gefühl von Sicherheit und Vertrauen, so macht der andere Ort ängstlich und hilflos.

Die einfache Botschaft der Kulturheilkunde lautet: So natürlich wie möglich, das heißt, im Einklang mit der Natur zu leben. Und so kulturvoll wie möglich, das heißt, in Harmonie mit sich selbst, den

245 Ebenda.

Mitmenschen und dem Transzendenten zu leben. Aber nur so technisch-artifiziell wie nötig! Kulturheilkunde ist ein Gebot der Stunde.

Valebo und Cura

In einer der wohl berühmtesten Abhandlungen zur Aufklärung aus dem Jahr 1784 fordert Immanuel Kant den Leser auf, sich aus der Unmündigkeit zu befreien und dem »Unvermögen, sich seines Verstandes ohne Leitung eines anderen zu bedienen«, entgegenzuwirken.[246] Es ist ein Appell, nicht unreflektiert Gedanken anzunehmen, sondern selbst Verantwortung zu übernehmen und sein Denken zu schulen. Dieser Appell ist dem Konzept des Valebos inhärent. Bitte denken Sie selbst, damit Sie zum Experten in eigener Sache werden können. Selbst zu denken, schließt natürlich nicht aus, offen für äußere Impulse zu bleiben. Vor dem Hintergrund der Aufklärung geht es gerade darum zu erkennen, was uns heute wieder in die Unmündigkeit treibt und wo unser Denkvermögen weiter in den Schlafmodus getrieben wird. Der bereits zitierte Arzt und Neurowissenschaftler Joachim Bauer[247] formuliert bezüglich der immer dominanter werdenden Technisierung und Digitalisierung unserer Lebenswelten zwei Szenarien: Wir können den Weg der Unmündigkeit wählen und uns immer weiter beim Denken »helfen« lassen, bis wir die Fähigkeit des Selber-Denkens verloren haben. Damit einher geht, dass wir auch digitale Angebote unser »Leben in Besitz nehmen« lassen. Oder wir sind Mitgestalter und nutzen die Künstliche Intelligenz vorausschauend als Bereicherung. Sie dient dann uns – nicht wir der Künstlichen Intelligenz. Wir als Nutzer entscheiden mit! Die digitale Welt steht nicht erst vor der Tür, sie ist bereits ein großer Teil unseres Lebens. Die Machbarkeit alleine entscheidet nicht unbedingt darüber, ob etwas sinnvoll und vor allem gesund für uns ist.

246 Immanuel Kant: Beantwortung der Frage: Was ist Aufklärung? Online: https://www.projekt-gutenberg.org/kant/aufklae/aufkl001.html

247 Joachim Bauer: Realitätsverlust. Wie KI und virtuelle Welten von uns Besitz ergreifen und die Menschlichkeit bedrohen. Heyne 2023.

Wir laden Sie auch dazu ein, das Valebo-Konzept zu hinterfragen und dessen Grenzen abzustecken. Valebo erfordert ein Umdenken und eine Neubewertung unserer vielleicht fest etablierten Herangehensweisen, wenn wir das wollen. Wichtig ist, was wir als wirkungsvoll erachten und was uns damit auch am besten helfen kann. Valebo soll nicht bekehren, sondern darauf aufmerksam machen, dass die beschriebenen Mechanismen und wirksamen Elemente, die unter anderem die Forschung zum Placebo-Effekt aufgedeckt hat, immer wirken. Wir können uns entscheiden, ob wir diese *bewusst* nutzen möchten. Das Valebo im Spiegel des Placebo-Effektes beeinflusst ausnahmslos jede Behandlung mit ihrer vermeintlich »allein« wirkungsvollen Behandlungsmethode oder regt sogar als ausschlaggebendes Element die Heilung an. Insofern kann das Valebo als Panazee beziehungsweise als Allheilmittel gedeutet werden. Das heißt, die Aktivierung beziehungsweise Förderung der Selbstheilungskräfte kann als eine Panazee gedeutet werden. Im Wandel der Therapiemethoden und Erklärungsansätze von Krankheiten, ist dies die solideste Wirkung überhaupt gewesen.

In diesem Zusammenhang hat der Medienwissenschaftler Martin Andree ein interessantes Gedankenspiel[248] beschrieben: Er fragt, ob in 500 Jahren die Erklärung der Krankheitsentstehung durch Mikroorganismen wie Bakterien einmal belächelt werden würde und ausgedient hätte. Er vergleicht dies mit dem Ende der Humoralpathologie als Erklärungsansatz, die die Krankheitsursache im Ungleichgewicht von Körpersäften sieht. Andree führt weiter an, wie undenkbar (ja fast schon absurd) dieser Gedanke im vorherrschenden therapeutischen Diskurs ist. Die Universalität dieses Gedankens führt laut Andree auch dazu, dass andere Krankheiten wie Krebs, die nachgewiesenermaßen nicht von ansteckenden Viren oder Bakterien verursacht sind, von medizinischen Laien bisweilen als ansteckend gedeutet werden. Es ist für ihn durchaus denkbar, dass in Zukunft eine »überlegene Beschreibungsmetapher einmal das Ver-

248 Martin Andree: Placebo-Effekte – Heilende Zeichen, toxische Texte, ansteckende Informationen. Wilhelm Fink 2018, S. 306 f.

ständnis der Krankheit *als* Infektion durch Mikroorganismen obsolet macht«. So kann – nach Andree – die krank machende Ursache nicht auf der Ebene des Erregers selbst liegen, sondern mit einer heute für uns noch nicht erkennbaren Dimension in Verbindung stehen.

Schon der griechische Philosoph Demokrit[249] (459/60–370 v. Chr.) scheint über die Macht des Valebos gewusst, sich aber gleichzeitig darüber gewundert zu haben, dass seine Zeitgenossen davon keine Ahnung hatten. Von ihm ist der folgende Satz überliefert: »Gesundheit erbitten für sich die Menschen in Gebeten von den Göttern; dass sie aber die Macht über sie in sich selbst haben, wissen sie nicht.« Mehr als 2000 Jahre später scheint ein deutscher Philosoph, der sich sowohl mit der griechischen Antike als auch mit Fragen zu Gesundheit und Krankheit ausgiebig beschäftigt hatte, dem Valebo ebenfalls auf die Spur gekommen zu sein. Friedrich Nietzsche (1844–1900) schreibt in »Morgenröte« über die Macht der Gedanken und wie man ihrer Herr wird: »Die Phantasie des Kranken beruhigen, dass er wenigstens nicht, wie bisher, mehr von seinen Gedanken über seine Krankheit zu leiden hat als von der Krankheit selber, – ich denke, das ist etwas! Und es ist nicht wenig.«[250]

Die Kunst der Balance

Unsere gelebte Vision eines Cura-Wesens anstelle eines Krankheitswesens stellt die Botschaft der Cura in den Mittelpunkt und verbindet sie mit unserem Wissen über Selbstheilung und dem Valebo-Effekt. Im Cura-Wesen geht es vor allem um die Fürsorge für sich selbst und für andere sowie um Pflege derjenigen, die ihrer bedürfen. Angesprochen sind damit die *Kunst des Lebens* und die *Kunst*

249 Martin Rudolph: Homo Mensura-Philosophie: Analepse gegen Paralipse La Mettrie und die griechische Medizinphilosophie (iatros philosophos isotheos). Online: https://www.bu.edu/wcp/Papers/Anth/AnthRudo.htm

250 Friedrich Nietzsche: Morgenröte. Gedanken über die moralischen Vorurteile. In: Werke in 3 Bänden. München, 1954, Band 1, S. 1048.

der Pflege sowie eine kulturvolle und damit gesundheitsfördernde Gestaltung des menschlichen Miteinanders und der Lebensverhältnisse. Gesundheit entsteht dadurch – wir wiederholen hier noch einmal den Wortlaut der Ottawa-Charta zur Gesundheitsförderung –, dass »man sich um sich selbst– und für andere sorgt, dass man in die Lage versetzt ist, selber Entscheidungen zu fällen und eine Kontrolle über die eigenen Lebensumstände auszuüben sowie dadurch, dass die Gesellschaft, in der man lebt, Bedingungen herstellt, die all ihren Bürgern Gesundheit ermöglichen«. In einem solchen Verständnis von Gesundheit steht die moderne Medizin zwar nicht an erster Stelle, aber sie spielt dennoch eine wichtige und vor allem eine verantwortungsvolle Rolle. Die moderne Medizin wird auch in Zukunft einen festen Platz im Cura-Wesen haben und sie wird auch durch die Möglichkeiten des technischen Fortschritts unterstützt werden. Aber sie wird als Heil*kunst* nur dort und mit solchen Mitteln eingreifen, wo sie Menschen bei der Heilung unterstützen und Leiden lindern kann. Als Teil des Cura-Wesens ist sie nur ihrer eigenen Ethik und dem Wohl der Menschen verpflichtet.

Was das konkret für die Medizin bedeutet, hat der Palliativ-Mediziner Gian Domenico Borasio klar und deutlich zum Ausdruck gebracht. Er beschreibt die Geburt und das Sterben eines Menschen als die Ereignisse, die jeden betreffen. Beide haben »erstaunlich viele Parallelen« und stellen physiologische Vorgänge dar, »für welche die Natur Vorkehrungen getroffen hat, damit sie möglichst gut verlaufen«. Und Borasio, der als Chefarzt einer Abteilung für Palliativmedizin mit Hightech-Medizin gut vertraut ist, wird noch deutlicher: »Beide laufen in den meisten Fällen am besten ab, wenn sie durch ärztliche Eingriffe möglichst wenig gestört werden. Und in beiden Vorgängen greift die moderne Medizin zunehmend häufiger, zunehmend invasiver und teilweise zunehmend unnötiger ein.«[251] Aus seiner Erfahrung als Palliativ-Mediziner weiß Borasio auch, was Menschen sich am Lebensende besonders wünschen: »Schmerzfreiheit

251 Gian Domenico Borasio: Über das Sterben. Was wir wissen. Was wir tun können. Wie wir uns darauf einstellen. dtv Verlagsgesellschaft 2011, S. 23.

und Geborgenheit«. Gefragt sind also Medizin und Cura zugleich, wobei der Begriff »Schmerzfreiheit« den Wunsch nach Linderung »nicht nur physischer Natur« meint. »Geborgenheit« wiederum meint »das Eingebettet-Sein in ein soziales System, das sie als Individuum mit ihrer unverwechselbaren Identität und Würde bis zum Tod akzeptiert und respektiert«.[252]

Die Realität gerade im medizinischen Alltag entspricht dem leider nicht, und Borasio wirft einen kritischen Blick auf den Einsatz der Apparatemedizin am Ende des Lebens. Seine bittere Schlussfolgerung lautet, dass die durchaus wohlgemeinte Maßnahme zur Vermeidung von Verdursten und Ersticken in der Sterbephase mithin »genau jene qualvollen Symptome erst richtig hervor(bringen), die sie eigentlich verhindern sollten«.[253] Er warnt vor Übertherapie, das heißt unnötigen und oft nebenwirkungsreichen Therapien am Lebensende.[254] Unterstützt wird die Argumentation von Borasio durch den Allgemeinmediziner und Neurowissenschaftler Tobias Esch, der in seinem umfangreichen Buch »Mehr Nichts!« anschaulich aufzeigt, »warum wir weniger vom Mehr brauchen«. Sein Buch ist ein Appell für ein Paradigma, das die Medizin neu denkt.[255]

Ein weiterer Appell für eine neue Medizin im Kontext der Botschaft der Cura stammt von der amerikanischen Gynäkologin und Ganzheitsmedizinerin Lissa Rankin in ihrem Buch »Heilige Medizin«.[256] Rankin mahnt zur Demut und unterscheidet zwischen *Heilen* und *Kurieren.* Das bekannte römische Sprichwort *Medicus curat, natura sanat* drückt dies noch aus. Ins Deutsche übersetzt bedeutet es: *Der Arzt kuriert, die Natur heilt. Kurieren* bedeutet in diesem Zusammenhang eben nicht *heilen*, sondern meint »behandeln«, »pflegen« und »für jemanden sorgen«. »Heilige Medizin« hat daher einen engen Bezug zur

252 Ebenda, S. 39.
253 Ebenda, S. 127.
254 Ebenda, S. 128.
255 Tobias Esch: Mehr Nichts! Warum wir weniger vom Mehr brauchen. Goldmann 2021.
256 Lissa Rankin: Heilige Medizin. Auf der Reise zu den Geheimnissen der Heilung. Aurum 2023.

Cura und widmet sich der Pflege kranker Menschen. Sie lässt sich keineswegs auf bloße Praktiken und technische Hilfsmittel reduzieren, wenngleich sie wirksame Heilmittel kennt und auch nutzt. Sie schöpft aus dem reichen Reservoir aller Heilkulturen der Welt und verbindet Erfahrungsmedizin mit evidenzbasierter Medizin.

Neben der Bezeichnung »Heilige Medizin« passt für eine Heilkunst im Kontext des Cura-Wesens auch der Ausdruck »Slow Medicine«, zu dem die amerikanische Ärztin Victoria Sweet in ihrem Buch »Slow Medicine – Medizin mit Seele« ein Manifest verfasst hat.[257] Unter ausdrücklichem Bezug auf die Slow-Food-Bewegung plädiert Sweet für eine Entschleunigung der Medizin und meint damit die »Art und Weise des Sehens, des Tuns, des Seins«. Im Hinblick auf das *Sehen* nutzt sie die Metapher des Gärtners von Hildegard von Bingen. Übertragen auf die Medizin bedeutet es, einen Schritt zurückzutreten und den Patienten in seinen Kontexten zu betrachten sowie zu schauen, was die Selbstheilung daran hindert, sich zu entfalten. Das *Tun* bedeutet für Sweet, alles bedacht und reflektiert zu machen, wobei »slow nicht im zeitlichen Sinne von ›langsam‹ gemeint ist«. Es geht vielmehr darum, dort zu entschleunigen, wo es möglich ist: ein »unaufgeregtes Vorgehen, bei dem nichts überstürzt wird«. Das Sein meint schließlich bei Sweet »Jenes ›Einfach-nur-am-Bett-des-Patienten-sitzen‹ (…) Von Mensch zu Mensch, einfach nur ›dasitzen‹, sich gegenseitig heilen«. Sweet lehnt nun keineswegs medizinischen Fortschritt beziehungsweise technische Hilfsmittel ab. Sie nutzt für den Arzt auch die Metapher des *Mechanikers*, möchte diesen aber mit der Herangehensweise des *Gärtners* verbinden. Sie sieht beide Rollen als Werkzeuge in ihrem Arztkoffer, die zur passenden Zeit bei einem bestimmten Patienten zum Einsatz kommen (können). Das *Slow* bezieht sich dabei auf Können und Erfahrung des Arztes sowie auf die Individualität des jeweiligen Patienten und auf das Zwischenmenschliche in der Begegnung von Arzt und Patient. Sweet wünscht sich ein System, das beide Vorgehensweisen

257 Victoria Sweet: Slow Medicine. Medizin mit Seele. Aurum 2019.

möglich macht: neben *Fast* und *Slow* das *Virtuelle* und das *Reale* sowie das *Digitale* und das *Analoge*.

In der Praxis geht es dann darum, alles in Einklang zu bringen. Kein pauschales *Entweder-oder*, sondern ein kluges *Sowohl-als-auch* ist angesagt. Dies führt uns noch einmal zu der zweiten Inschrift am Tempel von Delphi, welche die Bedeutung der Balance und Ausgeglichenheit betonte: Nichts im Übermaß! Vor diesem Hintergrund ist Heilkunst die Rekursivität beider Herangehensweisen. Ganzheit kann dann aus Unterschiedlichkeit entstehen, wenn »wir die *Slow*-Aspekte inmitten von *Fast* und die *Fast*-Aspekte inmitten von *Slow* finden können, während wir unbeirrt und ruhig an jenem alles in sich vereinenden Punkt des Selbst verharren«.[258]

In der Erklärung »Hippokrates' Erben und unsere Ideale« hat ein freier Zusammenschluss aller Angehörigen der Heilberufe sich 2012 auf der griechischen Insel Kos – der Insel des Hippokrates – für das tägliche Handeln bereits ein entsprechendes Leitbild gegeben. Es bringt die Botschaft der Cura und das Konzept Valebo zum Ausdruck. Hier ein Auszug aus diesem Dokument:

»Die Heilkunde der Zukunft ist (...) ein Zusammenfließen uraltester Heilweisen mit dem Besten der modernen Medizin. Eine Kunst, in der Magie und Medikament, liebevolle Berührung und Skalpell, heilende Gedankenarbeit, Gebet und Meditation nach Jahrhunderten der Trennung wieder zu einer Ganzheit verschmelzen, die auch den Menschen wieder als Ganzes sieht. Wir schätzen und achten das Erbe und Wissen der traditionellen Medizin ebenso wie die Fortschritte der modernen Medizin und verbinden sie in bester Weise für alle Hilfesuchenden. Wir begegnen jedem Ratsuchenden mit Respekt, Wertschätzung, Liebe und Empathie. Dabei ist es unser Anspruch, den Menschen in seiner Ganzheit von Körper, Seele und Geist zu sehen. Mensch, Medizin und Natur werden wir in einem

258 Ebenda, S. 360.

gesunden Gleichgewicht halten. (…) Wir setzen uns dafür ein, dass sich jeder Ratsuchende unabhängig und neutral über Gesundheitsthemen aufklären und informieren kann. Damit jeder selbst Verantwortung für seinen Heilungsprozess und seine Gesunderhaltung übernehmen kann, vermitteln wir verständliche Informationen und unterstützen die Hilfe zur Selbsthilfe.«

Fazit

Die drei Inschriften von Delphi und der Appell von Immanuel Kant lassen sich auch auf die Botschaft der Cura und den Valebo-Effekt anwenden. Der Valebo-Effekt sollte nicht als das (alleinige) Allheilmittel missverstanden werden. Er ist keineswegs ein Versprechen, dass wir ein Leben ohne jedes Leid leben werden. Kummer und Sorgen gehören in gleicher Weise zu jedem Leben wie Freude und Glück. Der Valebo-Effekt kann uns aber helfen, besser mit schwierigen Situationen, Gedanken und Gefühlen umzugehen. Als tägliche Psychohygiene ist er darum genauso wichtig wie Waschen und Zähneputzen. In einem alten chinesischen Sprichwort heißt es passend dazu: »Dass die Vögel der Sorge und des Kummers über deinem Haupte fliegen, kannst du nicht ändern. Aber dass sie Nester in deinem Haar bauen, kannst du verhindern.«

Der Valebo-Effekt stellt schließlich auch keine Pflicht für jeden dar – allenfalls eine Verantwortung. Nachhaltige Valebo-Effekte können wir nur ohne Druck erzielen, sie haben nichts gemein mit Selbst*optimierung*. Übertreibungen in Sachen Gesundheit und Krankheit können sogar leicht zu einem Gesundheits- oder Krankheitswahn führen. Ein Aphorismus aus dem 17. Jahrhundert warnt vor den Folgen: »Wer seine Gesundheit durch allzu strenge Lebensweise zu erhalten sucht, begibt sich damit in eine fortlaufende und langweilige Krankheit.«[259]

259 François VI. Herzog von La Rochefoucauld, Prince de Marcillac, französischer Schriftsteller und Moralist (1613–1680).

Die Botschaft der Cura und der Valebo-Effekt verlangen – wie alles im Leben – Augenmaß. Sie sollen dem Leben dienlich sein. In Anlehnung an das delphische »Erkenne dich selbst!« sollte jeder von uns die eigenen Möglichkeiten und Ressourcen kennen und nutzen, dabei aber nichts übertreiben oder sich gar unter Druck setzen. Nicht zuletzt geht es darum, seinen eigenen Weg zu finden und den Mut aufzubringen, diesen auch zu gehen. Cura ist nicht alles, aber ohne Cura ist alles nichts!

Hartmut Schröder und Elisabeth Grunwald
Der Placebo- und Nocebo-Effekt
Illusion, Fakten und die Realität
Wie positive oder negative Gedanken die Gesundheit und unser Leben beeinflussen

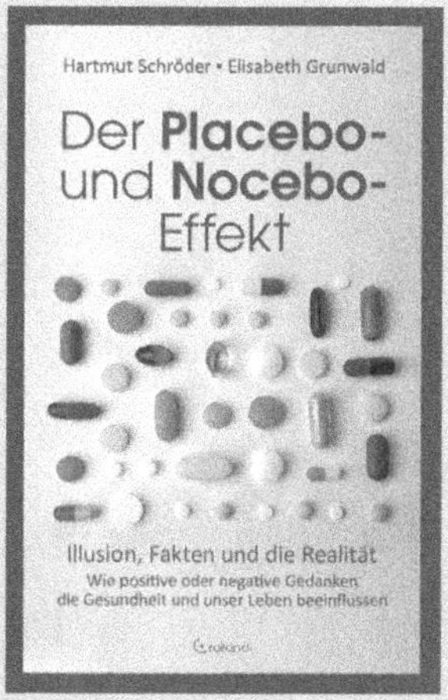

Ein neuer Blick auf die Placebo-Forschung! Welche Auswirkungen positive oder negative Gedanken auf die Gesundheit und unser Leben haben!

Das Wort Placebo – zunächst ein Fachwort der medizinischen Forschung – ist aus dem Sprachgebrauch nicht mehr wegzudenken. Im Kontext von Studien bezeichnet es einerseits eine Scheinarznei bzw. ein Medikament ohne Wirkstoffe und wird andererseits im öffentlichen Verständnis mit Täuschung in Verbindung gebracht. Eine Wirkung kann ein Placebo eigentlich gar nicht haben, und in Studien ist er auch nur eine reine Messgröße. Das Wort Placebo-Effekt zeigt jedoch, dass es eine durch ein Placebo hervorgerufene physiologische Wirkung geben kann; und solch ein Placebo kann sogar nicht nur zu positiven Effekten führen, sondern er kann auch negative (unerwünschte) Wirkungen erzeugen. Aus diesem Grund bildete sich in der Medizin ergänzend zum Begriff Placebo der Begriff Nocebo heraus. Die Wirkmechanismen sind durch die Forschung für beide Begriffe längst erfasst. Belegt ist ihre Existenz aber nicht nur für Medikamente, sondern auch für Operationen und andere medizinische Interventionen. Darüber hinaus wirken Placebos und Nocebos sogar außerhalb der Medizin: In der Musik und im Sport sowie ganz besonders in der Werbung und im Konsum. Die Bedeutung der Begriffe Placebo und Nocebo geht daher weit über die Medizin hinaus.
Die Autorinnen und der Autor schließen mit ihrem wegweisenden Buch eine große Lücke in der modernen Gesundheitsforschung. Sie zeigen Wege auf, um die Geist-Körper-Forschung auf eine neue Grundlage zu stellen.
Die Wissenschaft, aber vor allem auch jeder Einzelne, findet in diesem Werk wertvolle Ansätze, um die tiefgreifende Macht des eigenen Denkens neu zu bewerten. Jeder Gedanke beeinflusst das menschliche Wohlbefinden!
ISBN: 978-3-86191-241-5
Crotona Verlag